AF317941

COMPTE-RENDU

DE QUATRE ANNÉES D'EXERCICE
EN MÉDECINE

DANS BOURGOIN ET SES ENVIRONS.

COMPTE-RENDU

DE

QUATRE ANNÉES D'EXERCICE

EN MÉDECINE

DANS BOURGOIN ET SES ENVIRONS,

SUIVI

DE QUELQUES RÉFLEXIONS
SUR LES ABUS DU CHARLATANISME,
DE L'AMBITION ET DE LA JALOUSIE.

PAR

J. B. A. Orjollet,

D. M. P.

Cuique suum.

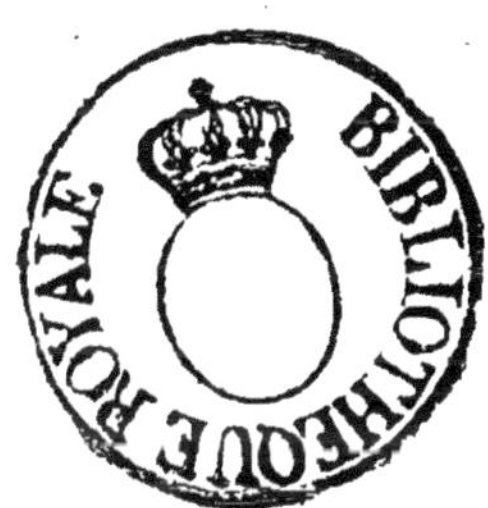

LYON.

IMPRIMERIE DE GABRIEL ROSSARY,

RUE SAINT-DOMINIQUE, N° I.

1831.

AVANT-PROPOS.

Les hommes étant destinés, par leur nature, à vivre en société, leur vie doit être un échange mutuel de services, par lesquels chaque individu doit contribuer, selon ses moyens physiques et moraux, à l'ordre et au bonheur général. De là ces beaux préceptes de morale : faites à autrui le bien que vous voudriez qui vous fut fait, et ne lui faites jamais le mal que vous seriez fâché que l'on vous fît. Dans cet échange de services, le médecin peut rendre à l'humanité le centuple de ce qu'il en reçoit, comme il peut devenir pour elle un instrument de désordre et de misère. Pénétré de cette idée, je fis mes études médicales, flottant entre l'espoir et la crainte. Sans cesse témoin de ce que pouvaient faire tant de savans maîtres, plus d'une fois je pris la résolution d'abandonner leurs leçons, n'espérant suivre que de fort loin leur génie dans une carrière si épineuse.

Mais rassuré en songeant que dans toutes positions possibles les capacités étaient loin de rouler sur un plan uniforme, je poursuivis mon chemin, dans l'idée que la société n'aurait à me réclamer que le tribut que la mienne pourrait lui offrir, et j'arrivai ainsi au moment critique des épreuves que devait subir l'humanité de mon zèle et de mon savoir.

La ville de Bourgoin, et les campagnes environnantes, furent les lieux de mon élection pour la pratique médicale. Ce pays, assez connu par son commerce des farines, est un des plus beaux du Dauphiné, par la richesse et la variété de ses productions. L'air y est très sain depuis le desséchement de ses immenses marais, qui donnaient lieu, autrefois, à une infinité de fièvres de tous genres.

Les habitans, tout à la fois agricoles et commerçans, se distinguent surtout par leurs formes urbaines et leur caractère vif et entreprenant. D'une conception facile, toutes les classes ont assez reçu d'éducation, en général, pour connaître tous leurs droits de citoyens, et ne procéder dans leurs entreprises qu'avec prudence et sagacité.

Cependant, au milieu de ces connaissances si généralement répandues, je suis encore à chercher la cause qui les jette tout-à-coup dans une ignorance profonde, et les prive de toute réflexion lorsqu'il s'agit de leur santé.

A peine fus-je fixé à Bourgoin que je fus frappé d'étonnement à la vue de la foule de malades qui accouraient chez moi de toutes parts! Fallait-il, aveuglé par un sot orgeuil et un amour-propre déplacé, croire vraiment inhérente à ma personne cette importance que le public me donnait? ou l'attribuer à l'influence que pouvait avoir la manière honorable dont un frère exerçait la médecine dans un pays voisin? Non; mon jugement demeura suspendu, et cet accueil si flatteur fut une raison de plus pour me méfier de moi-même et tâcher de mériter, par mon zèle et mes soins, une confiance qui remplaçât celle qui me paraissait si aveugle et si gratuite alors. Je ne vis donc aucun malade sans bien me pénétrer de sa position avant de le quitter. Lorsque l'administration des médicamens était un peu compliquée, je n'en chargeais jamais des mains étrangères, et je devenais tout à la fois et le médecin et le garde-malade. Aussi l'on a dû voir combien, par cette attention et ces soins, j'ai arraché de personnes à la mort. Dans les cas rares où les malades me paraissaient dans un état tout-à-fait désespéré, ou que la maladie me présentait quelqu'incertitude dans l'indication médicale, je ne m'avisais jamais de marcher seul à tâtons au détriment de mes malades, et mes confrères, de l'estime desquels je m'honore, savent si je négligeai jamais d'appeler leurs lumières au secours des miennes! De cette manière je ne perdis presque pas une personne atteinte de maladie aiguë, et triomphai souvent des maladies chroniques. Je crus donc alors avoir des droits réels à la confiance du public, mais je m'aperçus bientôt que la confiance du public ne reconnaissait d'autre titre que celui de la nouveauté, quelle qu'elle fut, car un charlatan se présenta sur la place publique, et une multitude innombrable, qui n'aurait pas confié la garde d'un centime à un étranger, se hâta de lui confier sa vie. Ce charlatan, encouragé par tant de confiance en lui, prit hôtel dans la ville, et y fut pendant plusieurs jours l'oracle de Cos, où les malades se rendirent en procession. Il eut bientôt grossi sa bourse de l'offrande forcée de chacun, et les laissa avec le regret d'avoir donné leur argent si mal à propos.

Quelques jours plus tard, un domestique de ce charlatan voulut à son tour exploiter une crédulité si facile, et parut aussi sur la place publique : il ne fut pas trompé dans son attente, c'était un guérisseur nouveau, donc c'était un guérisseur savant. En trois ou quatre jours il fit une cueillette de douze à quatorze cents francs, et partit encore en se moquant des sots qui s'étaient laissés prendre à son filet.

J'aurais cru que, trompé deux fois si indignement en si peu de temps, le public se serait tenu sur ses gardes, mais pas du tout; un troisième se présente et est aussi en vogue que les autres : il ne lui est pas difficile de persuader à un peuple qui est toujours si prêt à abandonner le connu pour courir après l'inconnu, que pour guérir telle ou telle maladie il faut faire venir les remèdes des pays étrangers, et qu'il se chargera de tout, si on lui donne certaines sommes : ainsi les uns sont taxés à donner 80 fr., les autres 100, les autres 200, 300 et même 500 fr. Celui-là est donc encore fêté pendant qu'il *escroque* ainsi les badauds qui se sont confiés à lui, et qu'il abandonne bientôt ou morts ou mourans; mais c'était un guérisseur nouveau, donc qu'il devait être savant.

On me raconta alors que peu de temps avant mon arrivée, il y en avait passé un qui avait promis de rendre la vue à tous les ayeugles, d'enlever toutes les taches et difformités des yeux; qu'une foule de personnes avait accouru de toutes parts, et que le charlatan, après s'être fait remettre des sommes considérables, leur plaça à tous une compresse et un bandeau sur les yeux, avec recommandation expresse de ne l'enlever qu'au bout de cinq à six jours; qu'à cette époque l'oculiste avait disparu avec l'argent, et que les malades, en ôtant leur bandeau, n'avaient vu autre chose, sinon qu'ils avaient été dupes d'un fripon.

Il n'est pas de commune voisine qui ne contienne quelque guériseur de ce genre : *femme à pleurésie*, *femme à rhumatisme*, *femme rabilleuse*. Que de morts et d'estropiés par les médications et manœuvres burlesques de cette grossière espèce de charlatans.

Enfin, un dernier guérisseur si fit annoncer, et sa réputation était déjà faite avant qu'il eût paru; c'était un médecin nouveau, donc c'était un médecin savant. La Renommée emboucha ses cent trompettes, et annonça au loin que le pays possédait un génie sans pareil. De toutes parts, comme d'habitude, la foule se précipita chez lui; mais, ô terrible désappointement! partout l'airain ne raisonne que pour annoncer les triomphes de la mort. Cette mère de famille qui expire à la suite d'une maladie, en apparence si légère; qui l'a traitée? on répond avec étonnement, c'est pourtant M. un tel; cet enfant, ce jeune homme, cette nourrice, cette femme en couche, dont la mort cause tant de surprise, qui les a traités? c'est pourtant M. un tel. M. un tel n'avait rien obtenu, quelle puissance au monde aurait pu mieux réussir; cependant grands, petits, jeunes, vieux, pas un n'échappe à la mort, malgré les soins d'un homme aussi habile: ô alors et seulement alors, le public frappé par tant de catastrophes, ouvre enfin les yeux. M. un tel, qu'il avait encensé si long-temps comme un grand bienfaiteur de l'humanité, ne lui apparaît plus que comme un de ses plus grands bourreaux. Aussi entendez les plaintes et les imprécations qui s'élèvent de toutes parts!

Peuple inconstant! si tu crois ton blâme fondé, avoue que ta confiance ne l'est guère; et puisque tu brises le lendemain avec tant de fureur l'idole que tu encensais la veille, pourquoi avais-tu embrassé si vite son culte sans mieux le connaître?

Et vous, jeunes médecins, qui que vous soyez, qui comptez sur cette confiance aveugle, et y trouvez un motif pour déchirer vos devanciers, voyez quelle triste récompense doivent attendre ceux qui disposent en maîtres de la vie de leurs semblables, et quelle terrible responsabilité pèse sur leur tête.

Pour moi, la main sur la conscience, je puis

dire sans crainte, non aucun enfant à ma porte et couvert de haillons, ne pourra sembler
me dire, en me tendant la main, répare si tu
peux les maux que tu m'as faits, en me privant
de mon père par ta faute ou ton ignorance;
non aucun époux ou épouse en deuil ne pourra m'accuser d'avoir contribué à briser le nœud
qui faisait son bonheur; non aucun vieillard
ne pourra m'accuser de lui avoir ravi son seul
soutien. J'ai dit ma façon dé penser toute en-
tière; j'appelle sur moi le jugement le plus sé-
vère de la part des habitans de Bourgoin, et
s'il se trouve quelqu'un qui veuille me disputer la satisfaction que je m'accorde, qu'il se
lève et me demande compte du grief qu'il aura
à me reprocher.

Certes, j'espère bien que l'on ne voudra pas
croire que je veux me plaindre de n'avoir eu
souvent pour récompense qu'oubli et ingrati-
tude; car si la guérison des pauvres jette péu
d'éclat sur le médecin qui les a soignés, la
satisfaction d'avoir rendu à leurs enfans de
pauvres pères de familles est à mes yeux une
récompense bien aussi douce que l'argent et les
honneurs. Qui m'empêchera encore de compter chaque jour le nombre infini de personnes
que j'ai traitées atteintes de fractures ou de
luxations, et parmi lesquelles on en chercherait

en vain dont les os mal affrontés pourraient me donner du regret ?

Cependant que de difficultés j'ai eues à surmonter ? que de précautions j'ai eues à prendre ? combien de fois, armé de quelque mauvaise hache, dans les maisons privées de toutes ressources, ne m'a-t-il pas fallu construire des appareils de toutes pièces ? Combien de fois, plus inquiet que les blessés eux-mêmes, qui, le plus ordinairement, se figurent que le médecin doit faire marcher la guérison à volonté, ne m'a-t-il pas fallu trouver des moyens inconnus jusqu'alors pour triompher de leur indocilité. Qu'ils doivent être à plaindre, les jeunes médecins qui ne sauraient trouver, pour les habitans de la campagne, d'autres appareils que ceux qu'ils ont vu employer dans les hôpitaux qu'ils ont fréquentés, et qu'il faudrait faire construire à grands frais ; encore, après se les être procurés, comment obtenir la position convenable sur de la simple paille qui cède ou s'éloigne au moindre mouvement ? De plus, dans les hôpitaux, les malades sont toujours sous les yeux des gardes ou des médecins, qui peuvent à chaque instant corriger les nouveaux accidens ; mais dans la campagne, il n'en est point ainsi ; le médecin est quelquefois à de telles distances de son malade qu'il lui est souvent impossible de ne pas laisser écouler plus d'une semaine sans le voir, il faut donc que le génie chirurgical du praticien puisse remplacer ou modifier, suivant les circonstances, tous les bandages possibles, et je puis prouver que ces obstacles n'ont pas été invincibles pour moi.

Cependant, je n'aurais jamais songé à publier le bien que j'ai pu faire, si plusieurs causes particulières ne fussent venues se joindre au peu d'intérêt que peuvent offrir mes observations. J'exposerai les faits tels qu'ils se sont présentés, et si mes narrations font quelquefois regretter un choix d'expressions plus en rapport avec le génie de la langue, j'ai l'espoir qu'elles offriront au moins, aux personnes qui laissent les mots pour ne voir que les choses, la simplicité et la franchise que j'ai toujours préferées aux détours et aux couleurs de l'esprit. Je livre donc sans crainte mon Compte-rendu à la critique et aux méditations des habitans qui en ont fait le sujet, et qui vont encore en ce moment en caravane à Lyon chercher une poudre, dont l'action doit s'étendre, comme la massue d'Hercule, sur les cent maux dont ils peuvent être affectés. Ainsi altérations de tissus, altérations de fonctions, quelque soit l'organe malade, tout doit céder à

cette poudre si simple et si mystérieuse, si uni-
verselle par ses pouvoirs, et si unique dans
son action. Je ne veux point porter de jugement sur elle, car un pareil médicament devrait faire déïfier son auteur, s'il possédait
réellement les vertus qu'on veut lui accorder;
mais n'ayant remarqué en lui, jusqu'à présent,
qu'une propriété purgative bien prononcée,
je crains bien qu'il partage bientôt le sort des
purgatifs de Le Roi, qui étaient déjà la selle à
tous chevaux, ou le spécifique de toutes les
maladies.

[illegible]

[illegible] [illegible] [illegible] [illegible] [illegible] [illegible]—
[illegible] [illegible] [illegible] [illegible] [illegible] [illegible]
[illegible] [illegible] [illegible] [illegible] [illegible]
[illegible] [illegible] [illegible] [illegible] [illegible]
[illegible] [illegible] [illegible] [illegible] [illegible]

[illegible] [illegible] [illegible] [illegible] [illegible]
[illegible] [illegible] [illegible] [illegible] [illegible]
[illegible] [illegible] [illegible] [illegible]
[illegible] [illegible] [illegible]
[illegible] [illegible] [illegible] [illegible]
[illegible] [illegible] [illegible] [illegible]

COMPTE-RENDU

DE

QUATRE ANNÉES D'EXERCICE
EN MÉDECINE

DANS BOURGOIN ET SES ENVIRONS,

SUIVI

DE QUELQUES RÉFLEXIONS
SUR LES ABUS DU CHARLATANISME,
DE L'AMBITION ET DE LA JALOUSIE.

PAR

J. B. A. Orjollet,
D. M. P.

Cuique suum.

Pʀᴇ̀s de quatre-vingts fractures ou luxations ont été confiées à mes soins pendant l'espace des quatre années que nous venons de parcourir. Dans le grand nombre d'histoires que je vais en rapporter, je sais que j'aurais pu en élaguer plusieurs qui n'offrent aucun intérêt pour la science, mais c'est par des faits que je veux répondre aux intrigues et aux bassesses de l'ambition et de la jalousie.

FRACTURES DE CUISSES.

Le premier exemple qui se présente est celui du fils Martin, de Bourgoin, âgé environ de sept à huit ans, qui se fractura l'os de la cuisse en glissant violemment sur les cadettes d'un abattoir. Comme cette fracture se trouvait tout-à-fait près du grand trochanter, j'employai un petit appareil à extension qui contrebalança l'action des muscles, et mon petit malade fut à même d'oublier son accident en moins de deux mois.

———

Le deuxième exemple est celui du fils Cuchet, de St-Alban, à-peu-près du même âge que le premier. Sa fracture eut lieu dans une chute qu'il fit par une échelle, et le point fracturé se trouvant à-peu-près le même que le précédent, les mêmes moyens curatifs furent couronnés du même succès.

———

Troisième exemple. Mlle ***, de Jailleu, âgée environ de dix à onze ans, se fractura le fémur droit, en tombant de cheval. Ici la fracture se trouvant dans le milieu de l'os, de simples attelles suffirent pour rendre au membre son état primitif.

———

Le quatrième exemple est celui de Laurent-François de Meyrier, qui se fractura la cuisse en tombant de trois à quatre pieds de hauteur. Les mêmes moyens eurent encore les mêmes succès.

Le cinquième exemple est celui du fils D., de Palézin, âgé environ de neuf à dix ans. Cet enfant, comme celui de St-Alban, tomba du haut d'une échelle et l'os de la cuisse droite fut fracturé en s'engageant dans les échelons. Les parens du blessé ne m'ayant pas trouvé, résolurent de le mener chez un autre médecin des environs. Celui-ci déclara que l'os était fracturé à deux endroits, et que le bandage pouvant se déranger en route, il se transporterait lui-même chez eux le lendemain de grand matin pour le placer. Mais le lendemain vainement il fut attendu toute la journée, et ce ne fut que le soir que les parens songèrent à revenir chez moi.

On peut facilement se représenter combien les accidens avaient dû être augmentés par les cahotages de la voiture, dans le double transport qu'avait eprouvé le blessé dans un trajet de près de deux lieues. Le déplacement était si considérable, et la forme de faucille que présentait la cuisse était si bien marquée, qu'on pouvait au premier abord croire à la présence de deux fractures. Cependant, après un examen attentif, je ne trouvai qu'une solution de continuité du fémur, dans son tiers inférieur avec son quart supérieur. Il me fut facile cette fois de parer aux désordres qui existaient, car l'opulence avait daigné m'accompágner dans l'asile du pauvre.

Qu'il me soit donc permis d'exprimer toute la satisfaction que me firent goûter alors les maîtres du château voisin qui, après avoir envoyé dans le moment des matelas et du linge en abondance, firent encore tenir par leurs domestiques, deux fois par jour, des provisions de bouche pendant que dura la maladie du jeune homme.

Ce ne fut pas assez ; ils n'ont voulu me laisser que le plaisir d'avoir rendu à mon petit blessé toute son agilité première, et mon admiration pour d'aussi beaux sentimens d'humanité qui se rencontrent si rarement chez les grands.

Sixième exemple. Le fils Richard, de Chèzeneuve, âgé de quatre à cinq ans, fut exposé au choc de la tête d'un mouton, qui le renversa et lui fractura l'os de la cuisse droite. Que cette fracture fut le résultat direct du coup ou de la chute qu'il produisit, elle eût lieu à-peu-près à trois pouces au dessous du grand trochanter. Je me contentai de mettre une attelle flexible au devant et derrière la fracture, tandis que je cherchai à contenir les côtés par deux attelles plus fortes et plus longues.

Ce procédé mit mon petit malade dans le cas de courir au bout de quarante jours avec toute la vîtesse que pouvait lui permettre son âge.

Septième exemple. Le nommé Jeunehomme, de

St-Chef, âgé environ de 35 à 36 ans, voulant sauter de sa voiture dont les chevaux avaient pris la fuite, eut le fémur brisé par une des roues, à quatre pouces environ de son extrémité tibiale, et prit pension dans un hôtel de Bourgoin où je l'ai soigné,

Une dixaine de jours après l'application de l'appareil, je fus le voir et trouvai les choses dans le meilleur état possible ; mais après mon départ, voulant satisfaire certains besoins, il fit un mouvement sans précaution, et sentit un craquement dans le point fracturé. Quoique cet accident lui occasionnât d'assez fortes douleurs, il eut la patience d'attendre mon retour qui n'eut lieu que huit jours après. Alors au lieu d'un commencement de solidification uniforme, je trouvai une éminence considérable, formée par le défaut de parallélisme des deux fragmens. Opérer de nouveaux mouvemens et déranger une seconde fois la formation du cal, me paraissait faire craindre une cicatrisation séparée de chaque fragment, et par conséquent une fausse articulation. Je crus n'avoir rien de mieux à faire, que de profiter du précepte du professeur Lisfrancs et d'employer une compresse graduée sur laquelle j'exerçai une forte compression au moyen d'un petit tourniquet que j'eus soin de faire serrer petit-à-petit pendant plusieurs jours, ce procédé me réussit au delà de mes espérances, et quoique la consolidation parfaite se soit faite attendre assez long-temps, le malade a la satisfaction de très-bien marcher aujourd'hui

Huitième et neuvième exemple. Je fus appelé aux prisons de Bourgoin, en l'absence de mon honorable confrère M. Bouvier, chargé habituellement de ce service, pour y donner des soins à deux malheureux contrebandiers qui avaient eu chacun la cuisse gauche brisée par des projectiles d'armes à feu. Chez l'un la balle avait traversé le fémur dans ses trois quarts inférieurs avec son quart supérieur ; tandis que chez l'autre, elle était venue frapper à la facette que présente en avant le grand trochanter qu'elle avait brisé pour aller sortir au travers des muscles fessiers. Une abondante supuration avait déjà suivi un pareil désordre, et la vie de ces blessés couraient de trop grands risques pour espérer de la leur conserver dans un lieu où tout paraissait devoir combattre l'efficacité du traitement. Comment en effet obtenir sur des lits de prison les positions et les adoucissemens nécessaires à un pareil état de souffrances ? Comment triompher de l'affaiblissement que devait nécessairement amener une si grande suppuration avec l'influence d'un lieu bas et humide qui ne se laisse jamais pénétrer par les rayons du soleil ? Je me hâtai donc de solliciter leur transfert à l'hôpital, et ma réclamation fut accueillie et exécutée. Ce nouveau domicile et l'intérêt qu'on leur portait, opérèrent un changement bien notable dans le moral abattu de ces malheureux. Là des sœurs intelligentes et sensibles qui se sont vouées à la consolation et au soulagement de l'humanité souffrante me secondè-

rent avec un zèle admirable. M. le docteur Bouvier étant arrivé peu de jours après, je fus prié par
lui de continuer mes soins jusqu'à la fin du traitement. Le pansement était devenu d'ailleurs trop
compliqué par les souffrances des malades et par
l'abondance de la suppuration qui s'accroissait tous
les jours, pour ne pas exiger le secours mutuel de
plusieurs personnes de l'art. Notre attention principale fut de ne jamais laisser séjourner le pus dans
les plaies, en les nétoyant deux fois par jour. Cependant, quelques fussent nos précautions, nous
fûmes long-temps dans la crainte que celui dont la
fracture se trouvait au grand trochanter, ne pût
résister à l'effet de près d'une demi écuellée de pus
que donnait chaque pansement.

Cette source qui paraissait intarissable, diminua
pourtant après avoir entraîné avec elle des fragmens d'os et d'étoffe : il nous fut permis alors de
songer à donner au membre le moins de difformité
mité possible en appliquant un appareil convenable;
par ce moyen et la suppuration diminuant de plus
en plus, le malade put bientôt nous montrer un cal
un peu difforme à la vérité, mais capable de lui
permettre de marcher un jour avec une aisance
qu'il n'avait jamais espérée.

L'autre, dont la fracture moins voisine de l'articulation, quoique nous donnant moins de crainte
pour sa vie, ne nous avait pas plus rassurés sur la
possibilité d'une guérison parfaite. La suppuration,
quoique moins abondante que chez le premier,

était plus persévérante à cause de la grande déperdition de substance qu'avait éprouvée l'os , et qu'il nous était très-difficile de vaincre l'action des muscles pour tenir le membre dans une position convenable. Le premier marchait donc déjà dans la salle lorsque nous pûmes enfin songer à l'emploi d'un appareil pour le second. Mais des ordres étant arrivés pour les faire comparaître aux assises de Grenoble , ils résolurent de partir promptement, dans l'espoir que leur position pourrait exciter la commisération des jurés. Je me plais à le dire en passant , ils furent acquittés tous les deux et aujourd'hui nous savons que leur marche, quoiqu'un peu irrégulière , n'a plus besoin de crosse ou de bâton.

Les fractures de l'os de la cuisse du fils Sève de Bourgoin , et de l'enfant R. T. , son voisin , ne m'ayant rien offert de particulier pour arriver à une parfaite guérison , je passe de suite aux fractures de jambe.

FRACTURES DE JAMBE.

Premier exemple. Un ouvrier maçon fit une chute et se fractura les deux os de la jambe dans leur tiers inférieur avec le quart supérieur. Dans cette fracture le tibia offrait un fragment considérable qui paraissait détaché du corps de l'os, et était venu faire une saillie au dessous de la peau, quelque peu d'espoir que j'eusse d'obtenir la réunion de ce fragment avec les autres, je fis opérer l'extension et la contré-extension, tandis que je m'efforçai moi-même en procédant à la coaptation de repousser cette grosse esquille vers sa position naturelle. Un appareil convenable ayant été placé, aucun accident ne vint troubler la marche de la nature, et l'esquille que j'avais eu soin de tenir pressée contre les autres fragmens, finit par s'identifier tellement avec eux, que le jeune homme a pu reprendre complettement ses occupations au bout de l'espace de deux mois.

Second exemple. M. H. Marmonnier fils, de Bourgoin, âgé environ de 22 à 24 ans, tomba par un escalier chargé d'un sac assez pesant, et eut dans cette chute les deux os de la jambe fracturés, à trois pouces environ de leur articulation avec le pied. Je n'ai éprouvé pour conduire cette fracture à sa parfaite guérison, d'autre inconvénient que celui de renouveler l'appareil un peu plus souvent que d'habitude, à cause de l'impatience du malade.

Troisième exemple. Mlle Bertrand, de Bourgoin, âgée environ de 11 à 12 ans, eut le tibia fracturé au-dessous de l'insertion du paquet fibreux qui sert de ligament inférieur à la rotule, en tombant d'un étage à un autre. Le déplacement fut peu considérable et la consolidation se fit dans l'espace de temps exigé pour toute fracture.

———

Quatrième exemple. A peine Mlle Bertrand dont je viens de parler put-elle se servir de sa jambe, que son frère d'un âge peu différent du sien, s'étant transporté vers un chantier de construction, eut à son tour la jambe fracturée par la chute d'un bras d'échelle d'engin ; le petit jeune homme d'un tempérament plus lymphatique que sa sœur n'éprouva d'autre inconvénient, que de mettre un peu plus de temps qu'elle, pour arriver à une guérison aussi parfaite.

———

Cinquième exemple. M. Revol, de Veau, âgé environ de 58 à 60 ans, s'étant fracturé le péroné vers son extrémité inférieure, demeura plus de 12 jours sans réclamer le secours des médecins. A cette époque s'apercevant qu'il ne pouvait pas mieux marcher que le jour de son accident, et sentant une espèce d'épine au travers de la peau, il se fit transporter chez moi. Deux petites attelles et un bandage circulaire suffirent pour empêcher l'écart des fragmens que j'avais eu soin de mettre dans leur position respective, et un mois après le malade pu déjà marcher assez facilement.

———

Sixième exemple. C. Gimas, de Ruy, âgé de 6 ans, se fractura les deux os de la jambe en roulant dans un fossé avec un petit char sur lequel il se faisait

traîner par d'autres enfans. Cette fracture n'offrant
aucune complication, n'eut besoin que d'un bandage fort simple pour arriver à une guérison aussi
prompte que pouvait le permettre la consolidation
des os.

Septième exemple. Le fils M..., de Ruy, âgé de
9 à 10 ans, se fractura les deux os de la jambe en
tombant du sommet d'un peuplier. Mais comme la
guérison en a été aussi prompte que la précédente,
je n'en dirai rien de plus.

Huitième exemple. M. Barbier de Ghèzeneuve,
âgé de 22 à 23 ans, fut surpris par un éboulement
de terre et en eut une triple fracture des os de la
jambe. Outre la solution de continuité que le tibia
et le péroné présentaient à trois pouces environ
de leur extrémité inférieure, le tibia en offrait une
autre dans son quart supérieur avec son tiers inférieur. Malgré le gonflement énorme qu'un semblable froissement avait amené dans le membre, je
pus opérer la réduction et placer le bandage qui
convenait dans cette circonstance.

Ce qui est remarquable dans cette observation,
c'est que la fracture supérieure du tibia fut parfaitement consolidée au bout d'une quarantaine de
jours, tandis que les deux inférieures mirent plus
de deux fois autant de temps pour arriver à leur
guérison, comme si la nature les eut oubliées pendant qu'elle s'était occupée de la première. Cepen-

dant, le malade marche depuis long-temps comme s'il n'avait jamais eu de fracture.

———

Neuvième exemple. M. Carrel, de Bourgoin, âgé environ de 44 à 46 ans, se trouvant sur la route de Lyon à Bourgoin, monta sur le siège d'une voiture publique qui passait et y reçut un coup de pied du cheval derrière lequel il s'était placé. Le coup fut porté avec une telle violence, que le fer en fracturant les deux os de la jambe, laissa dans l'épaisseur du tibia l'empreinte profonde de son crampon. Le malade fut alors introduit dans la voiture dont il eut encore à supporter les cahottages dans un trajet de près de deux lieues qu'il fallut faire pour arriver dans sa famille. L'ayant fait placer dans son lit je lui appliquai l'appareil à plusieurs chefs à cause de la plaie.

La suppuration qui eut bientôt lieu, suivit pendant quelque temps une marche très-louable, et tout annonçait que rien ne la troublerait, lorsqu'un accident terrible vint tout-à-coup m'arracher à d'aussi belles espérances. Est-ce écart de régime ? Est-ce influence athmosphérique ? je ne pus en deviner la cause ; mais après avoir laissé dans ma précédente visite les choses dans les dispositions les plus favorables, je trouvai à mon retour M. Carrel dans une espèce de râle voisin de la suffocation, et la plaie dans un état de sécheresse et d'aridité qui devait faire craindre pour les jours de ce malheureux père de famille. Parvenir à rappeler la sup-

puration dans la plaie était le seul moyen de parer
au danger. Je m'avisai donc de la remplir d'une
poudre rubéfiante qui eut tout l'effet que je pouvais en attendre ; je continuai le pansement deux
fois par jour, et je vis arriver la cicatrisation des parties molles en même temps que celle des os.

Dixième exemple. Le fils Dufour, de Saint-Marcel, tomba par une échelle et eut les os de la jambe
fracturés dans cette chute : les parens me l'ayant
amené dans cet état, il fallut me précautionner
contre les mouvemens de la voiture dans des chemins rabotteux. J'emmallotai donc la cuisse et la
jambe de manière que le mouvement ne put avoir
lieu que dans la totalité du membre ; par ce moyen
le malade put être transporté plusieurs fois chez
moi pour renouveler le bandage, et arriva ainsi à
une parfaite guérison.

Onzième exemple. Mme Drière, de Jailleu, âgée
environ de 42 à 44 ans, fut renversée par une bête
à cornes, et en eut la jambe droite fracturée. Cette
femme quoique d'une stature assez puissante, présenta tous les caractères d'un tempérament émi-
nemment lymphatique, par la lenteur que les phénomènes vitaux mirent à la consolidation de la
fracture. Le tissu célulaire qui était en grande abondance chez elle fut pendant plus de six mois le siége
d'un édème qui s'augmentait d'une manière prodigieuse, toutes les fois qu'elle essayait de faire sup-

porter à sa jambe le lourd fardeau de son corps.

Cette contrariété ayant enfin cessé, la malade a très-bien marché, et a pu se convaincre que sa guérison quoique arrivée lentement n'en était pas moins assurée.

———

Douzième exemple. M. Morel, de Maubec, fut enfoui dans un creux avec différentes pièces de bois, par un éboulement de terre, et en eut les deux os de la jambe fracturés. Il paraît par les renseignemens que j'eus du malade et par la nature de la fracture, que celle-ci n'était que le résultat d'un poids considérable porté sur le milieu de la jambe qui n'avait de point d'appui que par ses deux extrémités. Qu'on juge de ce que dût souffrir ce malheureux, lorsque ses compagnons qui ne pouvaient pas savoir qu'elle était sa position vinrent pour le dégager et sautèrent sur le poids qui avait déjà opéré la solution de continuité. Quoiqu'il en soit de la manière dont la fracture avait eu lieu, le fragment supérieur du tibia m'offrit un bec de flûte très-bien dessiné sous la peau au travers de laquelle il semblait avoir voulu sortir, tandis que le fragment inférieur était beaucoup moins sensible dans l'épaisseur des muscles jumeaux. La jambe était sensiblement raccourcie et le pied tout-à-fait tourné en dehors. Ce ne fut qu'avec beaucoup de peine que je pus vaincre la résistance des muscles. Il m'aurait fallu alors un appareil à extension, car les fragmens cassés en forme de bec de flûte ne se pré-

sentaient pas assez de surface mutuellement, pour
ne pas glisser les uns sur les autres, et donner lieu
ainsi non-seulement à une difformité locale, mais
encore à un racourcissement de jambe. Pour parer
à cet inconvénient je plaçai deux planchettes assez
minces pour se mouler aux parties, sur lesquelles
je roulai une bande assez fortement pour ne pas
permettre de chevauchement, et par dessus cet appareil, je fixai de chaque côté du membre deux
longues attelles, de manière que l'interne trouvant
une résistance contre un coussinet intermédiaire ,
entre son extrémité supérieure et le pubis et tenant le pied fixé par son autre extrémité, il n'était
permis à aucun fragment de dépasser l'autre.

Ce moyen parut réussir pour le moment; mais
l'enflure étant tombée et le malade ne pouvant se
dispenser de faire quelques mouvemens, les muscles reprirent bientôt une partie de leur empire,
aussi à ma seconde visite que je fis au bout d'une
huitaine de jours, je trouvai les fragmens supé-
rieurs un peu descendus, mais incomparablement
moins qu'au moment de la fracture. Il me suffit
d'une légère traction du pied pour rendre au membre sa longueur naturelle, et je resserrai mon bandage; le croyant cette fois invariable pour tenir les
parties en rapport. Mais quelle ne fut pas mon in-
quiétude lorsque y étant retourné pour la troisième
fois plus de dix jours après, je trouvai plus de déplacement que jamais. Les soupçons ne me man-
quèrent pas sur les imprudences du malade, mais

comme les imprudences des malades né sont comp-
tées pour rien parmi les gens de la campagne qui
ne s'enprennent qu'au médecin , et en supposant
même que la faute du malade dans cette circonstance ne dût tomber que sur lui-même, ne devais-
je pas faire mon possible pour y parer? Je fabri-
quai donc une espèce de goutière dans laquelle je
plaçai la jambe , ayant soin de mettre sous le fragment inférieur , une *matélassure* beaucoup plus
épaisse que sous le supérieur, et de les serrer tous
les deux également contre les surfaces que je leur
faisais présenter dans cette gouttière. Cette dernière
position gardée assez long-temps à la vérité , réussit
très-bien pour conduire le malade à la guérison.

Treizième et quatorzième exemples. M. Jean
Comberousse, de Saint-Alban qui eut le péroné de
la jambe gauche fracturé en tombant par des escaliers, chargé d'un sac , et le fils de F. G. de Cor-
beissieu qui eut une fracture des deux os forme-
raient le sujet du treizième et quatorzième exemples ; mais aucun inconvénient ne s'étant opposé
à leur guérison, je n'en donnerai aucun détail.

Quinzième exemple. Mme Emery, de la Maladière , âgée environ de 56 à 58 ans , se trouvant sur
une hauteur et cependant un peu plus bas qu'un
arbre que l'on avait scié en plusieurs *billons*, fut
tout-à-coup surprise par un de ceux-ci mis en mou-

vement, et entraînée par lui dans un précipice dont la profondeur est incalculable. Cette malheureuse femme devait d'autant moins échapper à une mort certaine, que ce tronc d'arbre conservant des fragmens de branches s'était engagé dans ses jupes, et avait dû lui faire supporter plusieurs fois le fardeau de son poids en roulant avec elle au fond du précipice. Aussi son mari qui se trouvait à quelques pas de là, descendit en tremblant dans cet abyme craignant de l'y trouver en lambeaux ; mais heureusement qu'elle en était quitte pour quelques fortes contusions et une fracture comminutive de la jambe. Quelques esquilles avaient percé la peau ; mais je les fis rentrer et plaçai le bandage convenable dans ces sortes de fractures. Après quelques jours d'un pansement régulier, les plaies se cicatrisèrent, et la consolidation des os étant arrivé, la malade put perdre le souvenir d'avoir échappé à un saut aussi périlleux.

Seizième exemple. Michel Sastre, de St-Marcel, âgé environ de 7 à 8 ans, se fractura la jambe en tombant de dessus un mur. Cette fracture, qui eut lieu à peu près à cinq pouces au dessus des malléoles, fut suivie des accidens dont il va être question. L'appareil avait déjà été renouvelé une fois et tout se passait très-bien, lorsque à peu près au vingt-cinquième jour de l'accident je trouvai plusieurs petites plaies autour du point fracturé et assez ressemblantes à celles qui surviennent ordinairement

2

à la suite des nécroses. La couleur blonde et pâle de l'enfant m'indiquant qu'il partageait la constitution d'un de ses oncles qu'on me dit être mort depuis peu d'une tumeur blanche, et l'état blafard des plaies, tout me fit craindre d'avoir à combattre une maladie générale plutôt que des symptômes locaux. Je fis couvrir les plaies de charpie et ordonnai une tisane dépurative. Mais les parens, dans l'espoir de vite faire sortir la pourriture, substituèrent des onguens à ce que je leur avais indiqué, et demeurèrent assez long-temps sans m'en donner des nouvelles. Les bords des plaies devinrent calleux, et une fusée purulente se frayant un passage au travers des interstices musculaires, vint baigner l'implantation du tendon d'achile, ainsi que toute l'articulation de la jambe avec le pied. Les parens désolés me l'amenèrent dans cet état, et me prièrent de le garder quelque temps chez moi pour faire ce que je croirais convenable. Mes premiers soins furent d'enfoncer mon bistouri au-dessous de la malléole interne, et de faire sortir par cette contre-ouverture tout le pus dont le séjour prolongé pouvait amener la désorganisation et la destruction du pied, pour ne pas dire la mort de l'enfant, à la suite d'une fièvre d'absorption qui le travaillait déjà. Cette opération faite, j'enveloppai toutes les parties malades de cataplasmes émolliens qui les ramollirent encore et favorisèrent la sortie de quelques petites esquilles par les premières plaies. Jugeant enfin que rien ne pouvait plus mettre obstacle à la cicatrisation , je nettoyai l'intérieur des plaies par quelques injections , et enveloppai le membre de compresses trempées dans le vin aromatique. Ce dernier moyen continué pendant quelques jours acheva de mettre mon petit malade dans le cas d'être emmené avec satisfaction par ses parens qui me l'ont ensuite montré parfaitement guéri.

FRACTURES DE L'AVANT-BRAS.

Premier exemple. Mlle Arnoud , des Epactes , âgée de 5 ans , eut l'apophyse olécrane du cubitus gauche fracturée et une plaie dans le plis du coude , par la chute d'un plateau sur cette partie. Je ne m'occupai d'abord que des accidens inflammatoires , et de la plaie qui fut cicatrisée en huit à neuf jours. Alors je pus ramener le fragment osseux et le maintenir en rapport avec le reste de l'os par la position et par un bandage convenable ; j'éprouvai d'autant plus de difficulté que l'enfant faisait tous ses efforts pour ôter le bandage. Cependant les précautions que je pris et les caresses de ses parens triomphèrent de ses plaintes , et il me fut permis de le lui maintenir assez long-temps pour obtenir la cohésion des parties. Au trente-quatrième jour de l'accident je fis exécuter quelques légers mouvemens à l'articulation, et replaçai mon bandage pour n'en débarrasser tout-à-fait ma petite malade que douze jours plus tard. Le mouvement de flexion fut un peu difficile d'abord, mais reprit bientôt toute l'étendue qu'il pouvait avoir.

Deuxième exemple. M. Odet, de la Verpillière, eut les deux os de l'avant-bras fracturés par une voiture chargée de blé. Les fragmens osseux furent affrontés et maintenus à leur place par un bandage ordinaire, mais cet homme courageux, impatient de ne pas se servir de son bras, n'attendit pas la consolidation des os pour se mettre à travailler. Il détruisit ainsi les effets du bandage et amena une nodosité assez considérable dans le point de la fracture. Cependant elle a disparu en grande partie, et cet homme m'assure aujourd'hui que son bras est aussi fort que jamais.

Troisième exemple. M. Martin, de Ruy, âgé environ de 66 à 68 ans, tomba sous une roue de sa voiture, et en eut non-seulement une luxation humero-cubitale, mais les trois extrémités osseuses qui forment l'articulation du coude écrasées. Aussi ce vieillard après avoir épuisé son reste de vigueur pour se rendre jusque chez moi, y tombait continuellement en syncope. Une inflammation et une enflure considérables s'étaient déjà emparées du bras et de l'avant-bras. Comment donc songer à faire éprouver les moindres mouvemens aux fragmens déplacés ? et quand je l'aurais pu, n'aurais-je pas augmenté les accidens sans fruit, car il est évident que je ne pouvais employer ni appareil, ni constriction. D'un autre côté, le malade dans l'état de souffrance où il se trouvait, me conjurait de ne songer qu'à lui sauver la vie, que son âge et sa fortune le mettaient dans le cas de ne jamais regretter le parfait exercice de son membre. Je me bornai donc pour le moment à combattre les accidens inflammatoires; ensuite lorsqu'ils furent dissipés, je fis tous mes efforts pour éviter la réunion de toutes les pièces osseuses en une seule masse, et mes efforts ne furent pas sans fruit, car le malade a conservé une mobilité de son coude assez grande pour lui permettre de se livrer à ses travaux ordinaires avec une facilité toujours croissante en raison de son exercice.

Quatrième et dix-huitième exemple. Le fils Faguez, de Mosas, âgé de 13 à 14 ans. Drevet François, de Saint-Alban, âgé environ de 19 à 20 ans; Mlle Porcher, de Château-vilain; M. Paul Neyret, de Saint-Chef; Mlle Astier, de Saint-Savin; le fils Cécillon de Chèse-Neuve; M. Lacroix, de Saint-Alban; le fils Ferlet, de Veau; François Dutrel, de Maubec; une petite orpheline élevée à l'hôpital de Bourgoin; Mme Gonnin des Eparres; l'enfant Frizon, des Eparres; Laurent Jacques, de Meyrier; un jeune homme de Trait; la petite Vincendon, des Eparres, etc., etc.; qui tous ont eu les os de l'avant-bras fracturés, auraient fait les sujets des cinquième, sixième et dix-septième observations; mais tous ayant été guéris sans qu'aucun accident soit venu troubler la marche de la nature, je passe de suite à la dix-neuvième observation.

Dix-neuvième exemple. Mlle Rebbes, de Mécenas sur Saint-Marcel, âgée environ de 10 à 11 ans, étant tombée d'un cerisier sur les deux mains se fractura le cubitus gauche et les deux os de l'avant bras droit en même temps qu'elle s'en luxa le poignet. Ici les fragmens osseux me donnèrent assez de prise pour les fixer et faire éprouver sur eux les mouvemens de traction et de bascule nécessaires à la réduction de la luxation. Je combattis le gonflement inflammatoire, et un bandage convenable à chaque fracture amena la guérison au bout d'une quarantaine de jours. Il n'est pas besoin de dire que la petite malade n'a pu se servir de son poignet luxé qu'après un temps beaucoup plus long.

Vingtième exemple. Le fils Biol, de Saint-Jean de Bournay, âgé environ de 9 à 10 ans, qui travaillait dans la fabrique de laine du même pays, se laissa entraîner la main et l'avant-bras entre les cilindres d'une mécanique à carder.

Qu'on juge du désordre qui dût avoir lieu dans le membre, puisque la carde elle-même, fut déchirée, et abandonna dans les chairs un grand nom-

bre de pointes métalliques dont elle est hérissée.
Le malade fut amené dans la maison de mon père
où je me trouvais alors. Outre la fracture des deux
os et de l'avant-bras toutes les parties molles avaient
été plus ou moins lacérées et emportées. Ce qui
en restait offrait dans son épaisseur des milliers de
ces pointes métalliques dont j'ai parlé.

Nous eussions amputé le membre pour éviter
l'abondante suppuration et les accidens consécutifs
qui pouvaient résulter dans un cas semblable, mais
priver cet enfant de son bras quand nous avions
quelqu'espoir de le lui conserver en multipliant
nos soins et en surveillant avec attention les pro-
grès du mal, ne nous parut pas le meilleur parti
à prendre : d'un autre côté nous étions trop péné-
trés de l'idée que le vrai talent du chirurgien ne
consiste pas tant à couper un membre qu'à savoir
le conserver. Nous fîmes donc notre possible pour
extraire les corps étrangers et les lambeaux qui pouvaient mettre obstacle à la guérison, et toutes les
parties lésées furent enveloppées d'un cataplasme
émollient ; la suppuration fut parfaitement établie
au bout de trois jours, et par elle toutes les parties étrangères qui avaient échappées à nos recher-
ches furent expulsées. Les bourgeons charnus pous-
sèrent rapidement, et les os maintenus en rapport
d'une manière convenable, firent encore moins attendre leur consolidation que les cicatrices des parties molles. En sorte que notre petit blessé, non-
seulement a conservé son bras, mais exerce aujour-
d'hui l'état de maçon comme son père.

Vingt-unième exemple. Quoique l'observation suivante diffère un peu de celles des fractures osseuses, je crois cependant qu'elle peut trouver sa place ici. M. Goudon, de Jévrier, âgé environ de 24 à 26 ans, voulut ôter la charge de son fusil, et déjà il en avait enlevé une partie du plomb, lorsque tenant le bout du canon dans sa main, et frappant avec le talon le plancher pour en faire sortir ce qui pouvait rester, le coup partit et lui traversa la main en la divisant en deux portions jusqu'à son articulation carpienne. La sortie du coup offrait beaucoup plus de désordre que son entrée, car la peau et les chairs du dos de la main offraient plusieurs lambeaux dont la déchirure s'étendait plus ou moins loin en différens sens. Nous rafraichîmes les bords de quelques-uns et fîmes des points de sutures à tout ce qui nous parut susceptible de réunion. La suppuration arriva bientôt, et le croirait-on? ce malheureux jeune homme n'attendit pas même une guérison parfaite pour se servir de nouveau de de l'arme qui lui avait été si funeste, car à peine un mois de traitement s'était-il écoulé, que déjà il allait à la chasse, appuyant le talon de son fusil sur l'avant-bras, ne pouvant encore se servir de sa main. Enfin il a pu parfaitement labourer lui-même et semer ses terres deux ou trois mois après son accident.

FRACTURES DE CLAVICULE.

Premier exemple. Un vieillard de Mécenas eut la clavicule gauche fracturée en tombant sur le soc d'une charrue. Un coussinet solidement fixé sous l'aiselle et le bras vers le côté de la poitrine, le tout enveloppé et soutenu par un linge carré, attaché par les quatre bouts sur l'épaule opposée, opérèrent une guérison avec aussi peu de difformité que cette masse de tour de bandes et de corsets employée tour à tour, et qui amènent un malaise insupportable, souvent même l'infiltration du membre sans empêcher d'avantage la mobilité de l'épaule.

———

Deuxième exemple. Le fils Balestrin, de Bourgoin, ayant éprouvé le même accident, fut traité de la même manière et obtint une guérison aussi avantageuse.

———

Troisième exemple. M. Rostan François, des Palues, tomba d'un noyer, et fut transporté chez lui sans connaissance, donnant du sang par la bouche et par les oreilles. Appelé près de lui, je crus devoir combattre d'abord les accidens d'une si forte commotion par une abondante saignée qui fut suivie de la cessation presque complète des hémorragies et rendit la parole au malade. Les symptômes les plus graves ayant disparu après peu de jours, je songai aux lésions osseuses que j'avais remarquées dès le principe. Le malade en tombant sur l'épaule et le côté de la tête, s'était fracturé tout à la fois et l'apophyse acromium de l'omoplat, et la clavicule dont le fragment interne luxé dans son articulation sternale paraissait être remonté le long des muscles du cou près d'un pouce de sa position naturelle. Je le fis descendre au moyen de pressions graduées, et tachai de fixer le bras et l'épaule de la manière la plus convenable. Quoique j'aie à regretter que cet homme insouciant ne soit pas venu me faire lever mon appareil et m'assurer de sa guérison, je sais que depuis long-temps il se livre aux plus rudes travaux de la campagne.

———

Quatrième exemple. Mme ** de Vermèle, tomba du haut d'une échelle, et en eut la clavicule gauche fracturée, ainsi que le dos, l'épaule et le bras du même côté horriblement contus.

Si j'avais craint dans les observations précédentes les tours de bande multipliés et la constriction des parties, ne devais-je pas encore plus craindre de brider trop fort une femme plus que sexagénaire et si mutilée de contusions ? Malgré mes précautions le bras du côté malade qui n'éprouvait d'autre constriction que celle d'un simple mouchoir qui le tenait assujetti dans une position convenable, s'édématia jusqu'au bout des doigts. Ce phénomène,

joint aux douleurs causées par les contusions, mettaient la malade dans un tel malaise qu'il lui était
impossible de garder long-temps la même position.
Aussi chaque fois que je me rendais près d'elle je
trouvais les fragmens de l'os fracturé plus ou moins
éloignés de leur rapport naturel. Certes, il ne m'é-
tait pas possible de songer à comprimer davantage
les parties dans l'état *d'empâtement* et d'enflure où
elles se trouvaient. Ce phénomène porté plus loin
chez une personne de cet âge, me paraissait plus
redoutable que les suites de la fracture, et je dus
en faire le sujet de ma principale attention. D'ailleurs la nature ne laissait encore apercevoir aucun
travail pour la consolidation, et la crépitation était
toujours la même.

A peine quelques jours s'étaient-ils écoulés, pendant lesquels j'avais eu à combattre les divers accidens que je viens de signaler, que le charitable
pasteur de la paroisse, animé sans doute de zèle
pour l'humanité souffrante, pria un autre médecin
de voir cette malade et se transporta chez elle en
même temps que lui.

Après son inspection, ce médecin déclara que
les parties n'étaient pas bien en rapport, en cela il
n'aprenait rien de nouveau à la malade, puisque
je l'en prévenais moi-même chaque fois que je la
voyais. Ce ne fut pas assez; pour assurer quelques
femmes qui se trouvaient présentes, qu'il aurait
fait quelque chose de mieux que moi, il leur ou-
vrit un gros livre qu'il avait apporté sous son bras,

et leur décrivit un bandage qu'il prétendit devoir
guérir cette femme. Alors le ministre évangélique,
tout préoccupé du bien de la souffrante, et loin
de comprendre que la démonstraction du docteur
n'était qu'une critique d'un confrère, le pria d'exécuter de si belles choses ; mais il ne dut pas être
peu surpris lorsque malgré toutes ses instances
celui-ci ne voulut rien exécuter. De deux choses
l'une ; ou le médecin qui condamnait ma manière
de faire pouvait arriver à un meilleur résultat,
ou il ne le pouvait pas ; s'il le pouvait, ne devenait-
il pas blamable de ne pas le faire ? s'il ne le pouvait pas, pourquoi donc me blamer moi-même ?
Il est donc bien évident que s'il n'en fit pas plus
que moi, c'est qu'il n'en pouvait pas faire davantage.

Son blâme, alors, qui n'eut été que ridicule dans
la bouche d'une personne incapable d'apprécier les
circonstances, devenait certainement coupable dans
celle d'un médecin qui doit savoir qu'en mettant
même toute circonstance particulière à part, quelque grand que soit le nombre d'appareils imaginés
jusqu'à ce jour pour les fractures de la clavicule,
aucun n'a encore offert toutes les qualités nécessaires pour en opérer la guérison sans difformité,
et si celui qu'il démontrait si pompeusement sur
son livre réunit ces avantages, et qu'il soit de son
invention, je l'engage fortement à le présenter à
l'académie de chirurgie pour en obtenir le prix
qu'elle a proposé tout récemment à l'inventeur

d'un semblable appareil. Mais ce n'en était point ainsi, et j'ai du signaler cette critique comme injuste et tout-à-fait déloyale de la part d'un confrère.

LUXATIONS ORBICULAIRES.

Une seule luxation du fémur avec l'os des îles s'est présentée à mon observation jusqu'à ce jour. La personne qui l'a éprouvée est le père de l'enfant qui a fait le sujet de ma dixième observation sur les fractures de jambe. Cet homme, charron à Saint-Marcel, en conduisant à bras une roue de voiture, tomba avec elle la jambe et la cuisse embarrassées dans les rès, et en eut le fémur disloqué. Il me fut d'autant plus facile de faire rentrer l'os à sa place, que je fus appelé presqu'au moment de l'accident et que je fus secondé par deux ou trois voisins qui se trouvaient chez lui.

Deux luxations de la tête de l'humérus avec sa cavité se sont présentées à mon observation. La première est celle que m'a présentée M. Jaquier, maire de Chèseneuve, qui, perdant le point d'appui de ses pieds, demeura suspendu à des objets dont la mobilité en permettant l'élévation du bras au delà des bornes naturelles, favorisa d'autant plus la luxation que toute la masse du corps pût encore éprouver des mouvemens de rotation.

N'ayant pu vaincre seul la résistance des muscles, je me fis séconder par quelques-uns de ses amis, et avec leur aide je vins facilement à bout de faire disparaître cette solution de contiguité.

Deuxième exemple. La seconde luxation scapulo-humérale que j'ai eu à réduire est celle que m'a présentée il y a environ trois semaines un jeune homme des environs du mont Cara, qui l'éprouva en tombant par des escaliers chargé d'un sac. Ce ne fut que plusieurs jours après son accident qu'il se rendit chez moi, et probablement après avoir fait exercer sur lui la science des soi-disans rabilleurs de son pays. Comme la luxation datait de quelque temps je ne pus vaincre la résistance des muscles. Le frère du malade et un homme de leur pays qui était venu avec eux, me prétèrent leur appui et je fis rentrer la tête de l'os dans sa cavité. Le malade put alors exécuter à leurs yeux des mouvemens qu'il était loin de pouvoir produire avant mon opération, et ils repartirent tous les trois non moins étonnés que pleins de satisfaction.

TUMEURS BLANCHES.

Mme veuve Butin, de Chêseneuve, éprouvait depuis long-temps une douleur au genou, pour laquelle elle avait employé mille remèdes plus ou moins absurdes, lorsqu'effrayée du gonflement et de la douleur qui s'augmentaient chaque jour, elle consulta un médecin qui lui traça ce qu'elle avait à faire. Mais bientôt ennuyée de ce traitement, elle me fit appeler pour lui donner des soins à mon tour.

Cette femme, âgée environ de 44 à 46 ans, d'une assez forte constitution, mais réduite à un état de maigreur extrême par d'aussi longues et cruelles douleurs, était presque assise dans son lit, ayant sous le genou malade quelques linges qui le tenaient à demi fléchi. Sa figure rétractée annonçait une altération générale de l'économie. Cependant les boissons dépuratives ayant ramené une physionomie plus naturelle et jugeant que le désordre n'était pas encore considérable dans l'intérieur de la tumeur, je crus devoir l'attaquer par les applications de sangsues souvent répétées, la faisant tenir continuellement recouverte d'un cataplasme de farine de lin arrosé quelquefois d'un mélange d'eau et d'acétate de plomb. Ces moyens continués près de deux mois parurent diminuer le gonflement, mais je crus apercevoir un changement de couleur à travers la peau. Je craignis alors plus que jamais que cette malade, malgré mes soins, fut obligée de se faire amputer la cuisse, et de partager ainsi le sort du trois quart des personnes qui sont atteintes de cette terrible affection. Je substituai aux applications de sangsues celle des vésicatoires

volans dans le voisinage de la tumeur. Les vésicatoires produisirent un bon effet, mais comme leur
action n'était pas assez constante, je les remplaçai
bientôt par des moxas que je formai avec une poudre langineuse mélangée de nitrate de potasse.
Les plaies qui en résultaient assez profondes à
cause du nitrate de potasse qui rendait la combustion plus active, étaient simplement recouvertes
d'un plumaceau de charpie renouvelé deux fois par
jour. Jamais je ne laissais ces plaies arriver à une
cicatrisation parfaite, sans les avoir remplacées par
de nouvelles; et, avant le quinzième moxas, j'eus la
satisfaction de voir le genou malade reprendre
tout-à-fait sa forme et sa couleur naturelles. La malade essayait alors de temps en temps de marcher,
et trouvant enfin qu'elle le faisait assez bien, elle
voulut reprendre ses occupations habituelles. Je
l'engageai à éviter autant que possible l'humidité
et la trop grande fatigue de crainte d'une récidive,
et quelles que soient les précautions qu'elle ait prises, elle n'aperçoit plus à son genou, depuis plus
de deux ans, d'autres traces que celles des moxas.

Une guérison aussi inespérée ne fonde-t-elle
pas à croire que les tumeurs blanches combattues
plus énergiquement et avec plus de persévérance
qu'on ne le fait d'habitude, arriveraient moins souvent à cet état de désordre qui nécessite le plus
ordinairement l'amputation d'un membre.

La seconde observation, est celle que ma présentée Mlle V., de Bourgoin, âgée environ de 9 à 10 ans, d'une constitution lymphatico-sanguine. Lorsque ses parens la confièrent à mes soins elle éprouvait des palpitations de cœur extrêmement fréquentes et était travaillée par une toux sèche qui ne lui laissait guère de repos. A ces symptômes venait se joindre un gonflement du genou assez considérable, pour lequel on avait déjà employé plusieurs remèdes sans résultat. Je combattis l'irritation de la poitrine par la racine de guimauve, les dattes, les jujubes et le sirop de mou de veau, des sangsues furent appliquées sous le sein gauche et à plusieurs reprises sur la tumeur du genou qui fut sensiblement diminuée en même temps que la toux disparut complettement. Mais le père devant aller aux eaux d'Aix en Savoie pour un rhumatisme chronique presque général dont il était atteint depuis plusieurs années résolut de la mener avec lui. J'ai appris que le père avait éprouvé quelque soulagement des eaux, mais que leur effet avait à-peu-près été nul sur l'affection de la petite. N'aurais-je pas lieu de croire que si l'on eut persisté dans mon traitement, l'on eût tout-à-fait détruit cette maladie comme dans l'observation précédente, en remplissant cependant les deux conditions suivantes que je regardais comme tout-à-fait indispensables pour arriver à un aussi heureux résultat.

La première, était d'obtenir de l'enfant un repos absolu.

La seconde, de quitter leur habitation, ou d'y

faire pratiquer des ouvertures qui pussent donner
à l'air une libre circulation. Eh ! en effet, était-il
besoin de chercher d'autres causes de l'opiniâtreté
du rhumatisme du mari, du relâchement de la
luette de la femme, et de la disposition lymphatique de l'enfant, qu'une habitation humide privée
des rayons du soleil et de toute ouverture favorable
au renouvellement de l'air ?

J'aurais désiré parler de quelques affections osseuses, telles que nécroses, exostoses, etc., que j'ai
eues à traiter ; mais n'ayant pris sur elles aucune
note, je craindrais que ma mémoire ne me rendît pas
fidèlement toutes les circonstances qui les ont pré-
cédées ou suivies, et je me contenterai de rapporter
l'observation suivante, ayant encore sous mes yeux
la personne qui en fait le sujet.

Mlle Bouvier, de Bourgoin, éprouvait depuis
long-temps de fortes douleurs dans la hanche gauche, que l'on regardait avec assez de raison comme
le résultat d'un rhumatisme, et contre lesquelles on
employa pendant plusieurs mois les vésicatoires
volans sans succès. Lorsque je fus appelé près d'elle,
un abcès s'était ouvert au dessus du grand trochanter, et la tête du fémur étant sortie de sa cavité,
la cuisse offrait près de deux pouces et demi de
raccourcissement. Comme il y avait aussi une inflammation et un gonflement considérables dans
toute l'étendue de la fesse, je crus devoir com-

mencer mon traitement par une application d'une dixaine de sangsues, et que je renouvelai tous les sept à huit jours, en même temps que je fis tenir continuellement sur les picures un cataplasme de farine de lin; par ce moyen tout gonflement disparut au bout d'un certain temps, mais comme la plaie suppurait toujours, j'introduisis par son ouverture une sonde par laquelle je reconnus un fragment osseux tout-à-fait mobile dans son fond, et dont la présence me parut la cause de cette suppuration que rien n'avait pu arrêter. J'enfonçai donc, au moyen de la canelure de ma sonde, un bistouri droit, directement sur ce fragment osseux, et incisai les parties de bas en haut assez largement pour aller le saisir au moyen d'une forte pince. Cette opération faite, je nettoyai la plaie au moyen de quelques injections, et recouvris son ouverture de plumaceaux de charpie. Le lendemain la cuisse parut s'être allongée de près d'un pouce. Je remplaçai alors les cataplasme de farine de lin par les compresses trempées dans du vin aromathique, et aujourd'hui la cuisse offre à peine un quart de pouce de raccourcissement. La malade, qui ne pouvait nullement plier le genou ni faire aucun mouvement de sa jambe, se meut très-bien avec elle maintenant, et tout me fait espérer une guérison parfaite et avec très-peu de difformité.

Il serait difficile de déterminer par où la maladie a commencé; car deux phénomènes distincts en ont été le résultat; d'une part la disparution des parties cartilagineuses de l'articulation , de l'autre, las éparation complette de la tête du fémur d'avec son col chirurgical , car le fragment que j'ai extrait se trouve être précisément cette tête séparée du reste de l'os dans son col anatomique , et se terminant par une épine assez grosse empruntée dans la substance spongieuse de son col chirurgical.

J'ai aussi entre les mains un fragment considérable de tibia , que j'ai extrait de la jambe d'un enfant de Rny , qui est parfaitement guéri depuis long-temps ; mais comme il serait inutile d'entrer dans des détails à cet égard , je passerai de suite aux scrofules.

DES SCROFULES ET DES ÉCROUELLES

APPELÉES VULGAIREMENT HUMEURS FROIDES.

Quoique ce genre de maladies soit plus fréquent dans les villes populeuses, il ne laisse pas de faire sentir son influence dans nos campagnes. Heureusement que l'exercice et la pureté de l'air ne lui laissent pas prendre le développement qui exige la mutilation des scrofuleux de ville, naissans et vieillissans dans ses causes et dans son entretien. Nous

avons donc beaucoup de jeunes personnes qui offrent tous les caractères de cette affection, mais le
plus grand nombre les voit disparaître à mesure
que les années de l'enfance s'écoulent. Cependant,
soit que la disposition des sujets soit plus prononcée, soit que les circonstances ne soient pas toujours aussi favorables pour la combattre, j'en ai
encore rencontré un bon nombre après l'âge de
puberté.

Qu'on ne s'attende pas que je sois allé ici plus
qu'ailleurs faire de l'estomac de mes malades un
laboratoire de chimie, pour analyser cette multitude de médicamens prônés tour à tour comme
spécifique de cette maladie. Tous les moyens internes que j'ai employés dans ce cas se sont bor-
nés à un certain nombre de sucs végétaux, pris de
différentes manières et le plus souvent réduits en
sirop. Les secours hygiéniques faisaient le reste.

Quand cette affection a déjà porté une empreinte
profonde sur quelque point de l'économie animale,
et qu'elle y a laissé un germe de suppuration, j'ai
obtenu les plus heureux résultats, en joignant au
traitement indiqué le passage d'un séton dans le
sens de tous les trajets fistuleux ; c'est ce que je
vais démontrer par l'exemple suivant :

M. V***, des environs de la Tour-du-Pin, après
avoir éprouvé plusieurs engorgemens glandulaires
au cou et aux aisselles, vit paraître petit à petit au-
dessous du sein gauche une tumeur inégale, qui,
après avoir demeuré plusieurs mois stationnaire

s'abcéda en trois fois, et donna issue au pus, par autant d'ouvertures qui ne se refermèrent plus.

Depuis plus de trois ans on se lassait de boissons antirachitiques et autres substances dites spécifiques, ainsi que d'emplâtres, tantôt de diachilum, tantôt de *vigo-cum mercurio*, lorsqu'on vint me consulter. Mes premiers soins se portèrent à diminuer l'irritation produite sur les organes digestifs par tant de boissons variées, et lorsque j'eus rendu au malade un air de fraicheur qui le fuyait depuis long-temps, je le soumis à mon traitement ordinaire, et j'insinuai, comme je l'ai dit plus haut, des mèches de coton dans les trajets fistuleux de la tumeur. Par ce moyen j'obtins à la longue la rupture des parties qui s'étendaient d'une ouverture à l'autre, comme on l'opère au moyen d'un instrument tranchant dans une fistule ordinaire, et cette source purulente, qui paraissait intarissable, disparut complètement pour faire place à une parfaite cicatrisation.

SIPHYLIS.

Ce fléau si redoutable pendant une longue série d'années, passe aujourd'hui aux yeux de beaucoup de personnes ignorantes et peu réfléchies pour un ennemi si peu à craindre qu'elles ne craignent pas de se confier pour la combattre à toutes espèces de mains ; aussi voyons-nous tous les jours les suites funestes de cette confiance aveugle. Je pourrais rapporter bon nombre d'exemples, capables d'intéresser dans une question aussi importante ; mais la discrétion étant un des premiers devoirs du médecin, je me bornerai au suivant :

M. E. C., de Bourgoin, jeune homme de 20 ans, d'une taille et d'une physionomie qui intéressaient à la première vue, eut le malheur de contracter cette affection qui montra sa présence dans le canal de l'urètre et sous le prépuce de chaque côté de son frein. Il confia sa position à un homme dont la longue expérience devait lui donner toute sécurité ; mais impatient d'avoir avalé plusieurs litres de la liqueur de Vanswiéten sans avoir obtenu sa guérison, fut encore consulter un certain empirique qui, trouvant sans doute que les doses du sublimé-corrosif avaient été trop faibles dans la liqueur employée par le premier médecin, crut devoir les augmenter et y enchérir encore par des frictions mercurielles sur la verge, qu'il pratiquait lui-même jusqu'aux éjaculations spermatiques. Un pareil traitement n'a pas besoin de commentaire pour montrer la source des désordres organiques qui détruisirent une à une toutes les fonctions de cet infortuné et le firent aller mourir dans un pays lointain, en cherchant partout un soulagement qu'il ne trouva nulle part.

Ce fut après avoir avalé la coupe jusqu'à la lie qu'il se présenta chez moi, pouvant à peine se soutenir sur ses jambes, et offrant par l'altération de ses traits la vraie ressemblance d'un spectre ambulant.

A une respiration extrêmement difficile se joignait une toux sèche qui pouvait à peine être rendue, tant la faiblesse du sujet était grande. Ce n'était pas assez : il était miné par une diarrhée que rien ne pouvait éteindre. Je le soumis de suite à l'usage du lait coupé avec la fleur de mauve, à l'eau de riz gommée et la corne de cerf rapée, à un mélange de conserve de roses, d'aulnée, etc., dans lequel je faisais ajouter quelques gouttes de laudanum. Je fis joindre à ce traitement les lavemens émolliens. Ces moyens amendèrent les accidens de la poitrine, et déjà la toux avait disparu en grande partie ; mais la diarrhée persistait toujours ou ne se suspendait que des demi-journées pendant que le malade se bornait à l'opiat pour toute nourriture. C'est dans cette position qu'il partit pour Lyon, espérant y trouver des ressources plus rapidement efficaces ; mais là, pas plus qu'ailleurs, on ne put parer à tant de désordres, et le malade en repartit pour aller bientôt expirer dans une autre ville. N'est-il pas évident que la mort de ce jeune homme ne peut être attribuée qu'au funeste traitement qu'on lui a fait subir.

Ainsi la maladie vénérienne étant redoutable

non-seulement par les ravages qu'elle fait quand elle est livrée à elle-même, mais encore par ceux qui sont la suite d'un traitement mal dirigé. Qu'il me soit permis d'arrêter un instant ma pensée sur ce qui m'a le plus frappé comme cause de sa fréquente introduction dans nos pays. Tous les jours les chemins et les voitures publiques sont encombrées de femmes de la campagne qui apportent de Lyon dans leur famille des nourrissons portant souvent avec eux un germe impur, qui doit bientôt devenir une source de maux pour elle, et voici comment : Dans certaines saisons de l'année où les travaux appellent les gens dans leurs champs, les nourrices portent toutes leurs nourrissons dans une seule maison pour y être allaités tour à tour par la même personne. Le lendemain un autre nourrice prend la place de celle-ci, et chaque jour ces enfans sucent un nouveau lait jusqu'au terme des travaux extérieurs. Non-seulement toutes les nourrices peuvent être infectées de cette manière, mais encore tous les enfans seins courent les plus grands dangers, ajoutez ensuite les fruits d'un traitement confié le plus souvent à l'empirisme, et l'on ne sera plus étonné de rencontrer parmi la jeunesse de la campagne dont le principal attribut devrait être la vigueur et la santé, tant d'individus scrofuleux ou cachectiques.

Je viens de démontrer les maux procurés par les nourrissons aux nourrices, et ceux des nourrices aux nourrissons ; il me reste à signaler un autre abus dont les inconvéniens sont tous au détriment des nourrissons.

Si les nourrices consciencieuses ne sauraient apporter trop de soins pour ne prendre que des enfans d'une source pure, combien les mères ne devraient-elles pas à leur tour se méfier de ces nourrices mercenaires, qui, pour se procurer une aisance qu'elles n'ont pas, arrachent effrontément à leur tendresse des enfans qu'elles ont bientôt réduits à un état d'inanition et de marasme. J'ai vu jusqu'à trois nourrissons dans la même maison où les enfans propres n'offraient eux-mêmes que le spectacle de la plus affreuse misère.

Que de jeunes plantes qui auraient pu faire un jour le charme de la société, périssent donc avant d'avoir pu porter leurs fruits!

HISTÉRIE.

Cette affection que l'on appelle vulgairement mal de mère, ou dérangement de matrice, et que les pathologistes ont rangée parmi les affections nerveuses, est extrêmement fréquente dans nos pays. Quelques soient ses causes et son siège, elle se présente sous toutes les formes et met en jeu toutes les sympathies organiques. Aussi jamais maladie plus que celle-là n'a donné lieu à plus de remèdes et de superstitions bizarres, et qu'il serait fastidieux de rappeler ici; il est vrai que jusqu'à présent les personnes qui se sont occupées de cette maladie n'ont parlé du traitement que d'une manière générale, cependant il existe des moyens prompts pour arrêter les accès hystériques les plus effrayans. J'aurais fait connaître ceux qui m'ont parfaitement réussi dans de pareilles circonstances, mais j'attends que les faits soient plus nombreux, pour les coordonner et les livrer à l'impression plus tard.

MALADIES DES POUMONS.

Sur la multitude de personnes atteintes de maladies des poumons qui se sont confiées à mes soins dans un cercle environ de trois lieues, je pourrais donner l'histoire de plus de soixante qui ont mérité la plus sérieuse attention; mais ces nombreux exemples rentrant dans le même cadre nosologique il me suffira de présenter les plus frappans.

Le premier qui se présente est celui de Joseph P., âgé à peu près de 34 à 36 ans, peigneur de chanvre et cultivateur à Saint-Savin. Ce malheureux atteint depuis long-temps d'une affection du poumon droit qu'il avait rendu en grande partie par l'expectoration, fut tout-à-coup surpris d'hémoptysie pour laquelle on vint me chercher au cinquième jour. L'exprès qui me fut expédié, me pria de partir promptement, car, d'après lui, le malade qui perdait tout son sang depuis cinq jours ne devait guère plus en avoir. Arrivé près du lit de cet homme, je le trouvai dans un état de suffocation, rendant le sang par la bouche et les narines que l'on avait cherché vainement à boucher au moyen de tampons d'étoupe et de coton, et que je retirai parce qu'ils ne pouvaient que rendre la suffocation plus imminente. En sondant la poitrine, le percussion et l'auscutation me firent reconnaître un engouement du poumon gauche, et d'immenses cavernes dans le droit, et malgré ces désordres, le système veineux général était encore plein et tendu. Devais-je donc balancer à désemplir ce système d'organes? mais, ici, quel cruel embarras! proposer de saigner un homme qui passait aux yeux de toutes les personnes qui l'entouraient pour n'avoir pas plus de sang qu'un poulet, (car c'était l'expression de cinq ou six femmes présentes) et qui, par le délabrement, pour ne pas dire la destruction d'un des organes les plus essentiels à la vie, n'offrait même avec l'emploi de ce moyen qu'une bien faible lueur d'espoir. Ce n'était donc pas assez d'avoir le cœur torturé par la crainte de ne pouvoir arracher mon malade à la mort; il fallait encore que des voix injustes et ignorantes me fissent mettre ma conscience en balance avec ma réputation. Cependant je n'hésitai pas, et je demandai un vase pour pratiquer la phlébotomie, c'est alors que toutes mes réflexions se changèrent en réalités, car j'entendis partir du comité des commères une voix unanime qui disait à la mère et à l'épouse déjà plongées dans la désolation, qu'il ne fallait pas absolument laisser saigner le malade, et que ce n'était que pour le faire mourir plus tôt que l'on avait fait venir un médecin.

C'était pour la première fois que je mettais les pieds dans Saint-Savin, il était plus que probable que ce serait aussi pour la dernière, si mon malade succombait; mais la Providence qui n'abandonne jamais l'honnête homme dans les cas difficiles, ranima ma résolution et me fit voir que ma réputation soumise à une jactance populaire qui n'y voit pas plus clair, ne devait pas être mise en parallèle avec le désespoir qui m'aurait continuellement accompagné, si ma faiblesse me faisait négliger ce qui seul pouvait sauver mon malade; entrant donc dans une espèce de colère, je poussai toutes ces sibylles à la porte, et seul avec un voisin plus raisonnable, je fis une saignée de 22 onces au moins.

Le sang qui n'avait cessé de fluer par la bouche

et les narines, fut presque complettement arrêté, les inspirations devinrent plus faciles, et le malade qui n'avait encore pu articuler un seul mot, nous parla avec assez de liberté. Je prescrivis une boisson adoucissante, des sinapismes, et engageai le voisin à venir me rendre compte de ce qui se passerait dans la nuit, pour qu'il pût emporter de Bourgoin les remèdes que je jugerais convenables. C'est ce qu'il fit, et par un traitement rationel, je guéris mon malade, non-seulement de son hémophtysie, mais encore de sa pneumonie dans laquelle il languissait depuis plusieurs années. Le hasard me le fit rencontrer près de dix-huit mois plus tard à la foire de Saint-Michel, où j'appris de lui qu'il était un peu essoufflé lorsqu'il voulait courir ou se livrer à quelques travaux pénibles, mais que du reste il n'éprouvait aucune douleur, et pouvait se livrer à ses affaires, pourvu qu'il le fît d'une manière modérée. Cette difficulté de respirer dans des travaux pénibles, et une marche forcée, ne me fut pas difficile à expliquer, puisque cet homme n'avait plus à proprement parler qu'un poumon pour remplir cette fonction.

2ᵐᵉ OBSERVATION.

M. B., de Château-Vilain, était affecté d'une pneumonie chronique, pour laquelle il s'alitait à

certaines époques de l'année. Après plusieurs re-
chutes de ce genre, il fut pris d'hémoptysie. Ce
phénomène nouveau l'effraya beaucoup, et fut un
coup de foudre pour sa famille ; car sa femme me
dit que les médecins qui le voyaient habituellement avaient perdu tout espoir. Sans m'arrêter à
ces considérations, je sondai la poitrine du malade,
et je reconnus que le délabrement des poumons
n'était pas encore considérable, et que l'hémoptysie ne paraissait pas être, comme dans l'observation précédente, le résultat de la déperdition de
substance de quelque gros vaisseau entraînée par
la désorganisation des poumons, mais bien celui
d'une exhalation sanguine de la surface de la mem-
brane interne des dernières ramifications bronchiques ; car le sang au lieu de couler par flots comme
dans le premier cas, ne s'échappait que par pério-
des dans les narines et par les crachats.

Je tâchai d'abord de rassurer le malade, et lui
prescrivis une boisson adoucissante, ainsi qu'une
seconde application de sangsues, (car on lui en
avait déjà fait une avant mon arrivée,) la diète et
le repos le plus absolu. Trois jours après, je re-
tournai vers mon malade que je trouvai plus tranquille, mais toujours travaillé par la toux et ses
crachats. Je le soumis alors à l'usage d'un demi-
sirop fait avec les principales substances dites pec-
torales. Ce traitement favorisé par le régime et un
exécutoire que j'avais eu le soin de lui établir,
rendirent encore en quelques semaines mon malade à la santé.

Si je dis qu'il se présente chaque jour des exemples de ce genre d'affection, on n'en sera point étonné lorsqu'on saura à quelles vicissitudes atmosphériques sont soumis les habitans de la campagne. Les uns surpris au milieu de leurs champs couverts de sueurs par les orages et la pluie, ne rentrent dans leur demeure fraîche et humide elle-même que pour y subir plus amplement les conséquences de cet accident, car ils n'ont souvent pour y parer qu'un bois vert dont ils peuvent à peine tirer quelques étincelles; les autres ne craignent pas de se tenir ombragés et couchés sur la terre, en faisant paître leurs bestiaux. Ceux-ci pour étancher la soif qui les dévorent, cherchent les sources les plus froides et les plus meurtrières. Ceux-là pour tempérer les ardeurs de la saison, vont tremper une partie de leurs corps dans des ruisseaux très-frais, sans tenir compte de la position où ils se trouvent. Combien de femmes commettent cette imprudence à la veille de leurs menstrues, dont la suppression devient souvent une source de maux pour elles.

S'il était donc vrai que les affections de poitrine, lorsqu'elles ont atteint un certain dégrés de chronicité fussent aussi meurtrières non-seulement pour ceux qui en sont atteints, mais encore pour ceux qui ont eu quelque rapport un peu intime avec eux, que le vulgaire se l'imagine, tous nos hameaux seraient déserts, car il n'y existe pas de famille dont quelque membre n'ait passé par plu-

sieurs degrés de ce genre d'affection. Qu'on se désabuse donc de cette idée trop commune, qu'un
poitrinaire ne guérit jamais, et peut même com-
muniquer facilement sa maladie à quiconque a la
témérité de l'approcher de trop près ; car l'on pourrait montrer grand nombre de personnes dont la
santé d'aujourd'hui attesterait que les ulcères des
poumons peuvent se cicatriser comme ceux du tissu
de tout autre organe, et que toute maladie est aussi
bien mortelle que celle-là, lorsque la désorganisation a été portée trop loin.

3me Observation.

Un jeune homme de la Verpillière, âgé de 18 à
20 ans, fut froissé entre l'angle d'un tournant de
rue et le bras de sa voiture chargée de blé. Il fut
aussitôt transporté dans l'hôpital de Bourgoin, et
offrit à mon confrère Bouvier les phénomènes suivans : emphysème général qui s'augmentait à vue
d'œil, respiration presque impossible, côté droit
et correspondant gauche équimosés au dernier degrés, crépitation forte du côté droit pour peu que
l'on imprimât de mouvement au malade. Les premiers soins de M. Bouvier furent d'appliquer quel-

ques ventouses sur le thorax, et de pratiquer une saignée de bras; il prescrivit une boisson tiède pour amener une douce moiteur. Ses intentions parurent être couronnées de quelques succès, car le soir que nous nous transportâmes ensemble à l'hôpital, nous trouvâmes le malade dans une légère transpiration. L'emphysème du cou et du visage avait bien diminué. Le lendemain respiration et parole quoique basse, un peu plus libres; et par conséquent même boisson. Le soir, face vultueuse, délire, loquacité. Il fut question de faire une seconde saignée; mais, d'une part, la faiblesse et l'état presque désespéré du malade; d'une autre, les considérations que j'avais eues à vaincre à Saint-Savin, tout contribua à nous retenir, et nous nous bornâmes à faire mettre des sinapismes qui suspendirent momentanément les symptômes encéphaliques. La journée du lendemain fut assez calme, mais à ma visite du soir, je trouvai que la fièvre s'était allumée avec plus de violence que jamais. Dans son délire le malade demandait sans cesse à manger et voulait qu'on le transportât chez lui. Les parens qui prenaient ses demandes pour une volonté expresse, se disposaient à l'emmener le lendemain. Père infortuné ! lorsque vous me fîtes part de ce projet, vous m'arrachâtes un pronostic dont l'événement n'a que trop démontré la justesse. Néanmoins, les sangsues et les ventouses furent appliquées sur le côté, et comme les sinapismes avaient produit un bon effet l'avant-veille, nous les fîmes accompagner, les évacuations sanguines locales qui ne produisirent aucun effet. Le lendemain la fièvre n'avait point diminué, le délire était continuel, et le râle se faisait entendre de l'entrée de la salle. Il n'était pas difficile de reconnaître que ce dernier phénomène était dû au choc de l'air qui venait frapper un large foyer de liquide à chaque inspiration.

Cet état dura encore deux jours pendant lesquels j'employai tous les moyens possibles pour appeler les liquides dans les capillaires éloignés, mais tout fut inutile, et le malade expira dans la nuit.

Fatigué comme tout médecin doit être en pareil cas, et cherchant à savoir si je n'aurais rien pu faire de plus pour un malade aussi intéressant, je fis demander au père la permission de chercher sur le défunt la cause destructive qui avait résisté à nos efforts. Ce père malheureux, qui n'avait presque pas abandonné un instant son fils au lit de douleur, pénétré de reconnaissance pour les soins que je lui avais prodigués, accorda bien volontiers ce que je lui faisais demander.

L'autopsie me présenta le poumon droit entièrement absent, et sa place occupée par une masse de sang liquide dans laquelle un réseau vasculaire appartenant aux ramifications bronchiques flottait suspendu comme une grappe de raisin.

Les trois côtes contre lesquelles était venu frapper le bras de la voiture, avaient été brisées à un pouce et demi à-peu-près de l'angle qu'elles forment en se recourbant, et après avoir déchiré la plèvre, leurs fragmens avaient pénétré dans le poumon. La lésion du poumon et la fracture des côtes ne font pas long-temps attendre l'explication de l'emphysème général, et du craquement qui se faisait entendre du côté droit; mais cette fonte ou plutôt cette disparution complette du poumon, si elle est due à l'inflammation, surprend par la rapidité avec laquelle elle a eu lieu.

Ainsi quoique je demeure bien convaincu que la poitrine broyée, pour ainsi dire, entre deux forces opposées, avait éprouvé trop de désordre pour que tout traitement ne fût pas inutile, je n'avouerai pas moins que mon esprit serait encore plus satisfait si j'avais saigné davantage ce jeune homme, au risque de faire dire, comme nous le pensâmes mon confrère et moi, que nous lui avions ôté le reste *de bon sang* et de force qu'il pouvait avoir. D'où je conclus, que dans toutes les circonstances où une cause violente pourra déterminer rapidement des symptômes inflammatoires, je conseillerai au malade de n'être pas avare de son sang, et aux médecins de fouler aux pieds tout préjugé capable de les retenir.

4me Observation.

Un vieillard de Bourgoin tomba sous la roue de sa voiture sur la route de Ruy, et eut plusieurs côtes fracturées, car la crépitation, pour peu qu'il voulût se mouvoir ou que l'on exerçât quelque pression avec la main, ne laissait aucun doute sur ce point. L'emphysème, sans être général, occupait la plus grande étendue de la poitrine. Il est inutile de dire que la respiration était plus que difficile.

En même temps que j'ouvris largement la veine du bras, je fis appliquer sur le côté quinze sangsues dont je fis recouvrir les picures d'un cataplasme émollient. Le malade fut environné ensuite de linges chauds et quelques infusions béchiques furent toute sa boisson.

Le lendemain, même position, et même médication, excepté les évacuations sanguines. Le troisième jour, difficulté plus grande pour respirer, nouvelle saignée locale rendue très-copieuse par les ventouses; amendement et expectoration sanguine et facile. Le quatrième et le cinquième jour le mieux se soutient, l'emphysème a présqu'entièrement disparu. Je fis substituer alors sur le côté les résolutifs aux émolliens. Au dixième jour tous les symptômes internes étaient à-peu-près dissipés, et le malade n'éprouvait plus que la douleur locale produite encore par la fracture des côtes, et une légère toux catarrale à laquelle il me dit être sujet depuis nombre d'années. Comme l'appétit le talonnait déjà, je lui défendis de s'y livrer trop promptement, lui prescrivis de faire usage pendant quelque temps encore d'une boisson faite tantôt avec les décoctions de racine de guimauve, de l'ichen d'Islande, de dattes, de jujubes, tantôt d'orge, de riz, etc., le tout toujours adouci avec le sirop de gomme ou de mou-de-veau.

Ce moyen suivi pendant quelques sémaines acheva la guérison.

5ᵐᵉ Observation.

Mme L., de Bourgoin, arrivée à l'âge critique, fut tout-à-coup surprise par un violent mal de tête, accompagné de frissons. Bientôt une douleur vague se fit sentir dans toute l'étendue de la poitrine, la respiration devint très-laborieuse; enfin, un point pleurétique des plus aigus se fixa sous le sein droit. La douleur était si vive que la moindre percussion fut insupportable, et ce fut au moyen du stestocope que je reconnus le poumon droit tout-à-fait imperméable à l'air. Parler de saigner cette femme eut été perdre sa confiance; j'obtins qu'elle se laisserait appliquer une quinzaine de sangsues, et je cherchai par les boissons à seconder les vues de la nature en favorisant la transpiration. Le lendemain la malade me parut beaucoup plus fatiguée, et la langue, qui dès le premier abord était d'un rouge vif sur les bords et rosée dans son milieu, s'était déjà couverte d'un enduit muqueux, légèrement foncé, et la douleur s'étendait alors jusqu'à la région épigastrique ; ayant demandé si l'on avait appliqué les sangsues, on me répondit que six ou sept seulement avaient piqué. Je voulus y revenir, mais comment détruire un préjugé ? je m'explique : à cette époque une femme était morte dans les environs après la picure de quelques sangsues ordonnées par un confrère, et de tous côtés on ne manqua pas de crier que cette femme était morte parce que les médecins lui avaient fait tirer tout son bon sang ; on pense bien déjà que l'on ne manqua pas de me le répéter dans cette circonstance et qu'il fallut m'attacher à d'autres agens de thérapeutique.

Sa boisson fut faite avec la racine de guimauve et les dattes, adoucie tantôt avec le sirop de capillaire, tantôt avec celui bourrache. Je fis appliquer sur la douleur des cataplasmes de farine de lin et de fleurs de coquelicots, et l'expectoration sanguine eut lieu vers le quatrième jour. Néanmoins l'oppression persista avec beaucoup de force, et l'inflammation du tube digestif qui était venue compliquer la maladie parut augmenter son acüité.

L'enduit de la langue prit une couleur noirâtre et les dents devinrent fuligineuses. La malade tomba dans un état de somnolence d'où elle ne sortait qu'avec des soubresauts de tendons, et pour expectorer des crachats muquoso-sanguins que l'on pouvait à peine lui tirer de la bouche à demi-fermée. Cet état dura jusqu'au deuxième jour que je fis appliquer quelques sinapismes et donner quelques lavemens laxatifs, ces moyens firent perdre à l'assoupissement de sa continuité, rendirent la respiration plus libre et débarrassèrent le ventre. Au dix-huitième jour la bouche se dépouilla en grande partie de l'enduit qui la tapissait, et la pointe de la langue ainsi que ses bords parurent un peu plus humides. La douleur de l'épigastre n'était plus sensible qu'à la pression, mais celle du poumon droit avait peu perdu de sa violence ; même boisson avec le sirop de mou-de-veau. Au vingt-cinquième jour, plus de douleur épigastrique même à la pression. Alors dégoût de toute tisane et surtout du sirop ; boisson d'eau de riz gommée, adoucie avec le sucre : et amélioration toujours croissante dans la fonction de tous les autres organes, excepté dans celle du poumon où la douleur persistait toujours d'une manière assez violente ; vésicatoire au bras gauche, et apózème laxatif qui procura des selles assez abondantes ; besoin de nourriture et bouillons pour y satisfaire. La malade commence à se tenir levée et sent insensiblement revenir ses forces. La douleur du côté droit qui avait toujours persisté a enfin disparu par l'entretien du vésicatoire, et une tasse de lierre terrestre coupée avec du lait, et prise tous les matins à jeun, bien chaude et bien sucrée.

6ᵐᵉ OBSERVATION.

Mᵐᵉ C., femme d'un gendarme de Bourgoin, sortant de couler une petite lessive et encore couverte de sueur, fut la laver dans un ruisseau voisin. Après quelques heures de ce travail, des nuages amoncelés laissèrent échapper des torrens de pluie dont elle fut entièrement inondée. Vainement chercha-t-elle à se mettre à l'abri sous un arbre, elle n'y fit que donner plus de prise au refroidissement. Ce n'était pas assez, dès que la pluie eut un peu cessé, elle voulut achever l'ouvrage qu'elle avait commencé.

Tant d'imprudence devait lui coûter cher, car à peine fut-elle rentrée dans son appartement, qu'elle éprouva une lassitude ou plutôt un brisement de tous ses membres, et un violent mal de tête qui la força de se mettre au lit. Appelé auprès de cette femme, je la trouvai dans un état d'agitation extrême; la phisionomie rouge et animée: mais n'éprouvant encore aucune douleur fixe, à part celle de la tête, qui indiquât un siége à la maladie. D'après les circonstances rapportées, je crus que la première indication que j'avais à suivre était d'amener, s'il était possible, une diaphorèse, par des infusions convenables et en faisant environner la malade de linges et d'autres corps chauds ; mais je fus trompé dans mon attente, la chaleur de la peau devint mordicante, la langue ronge et sèche, une douleur des plus aiguës se fit sentir vers l'estomac, le mal de tête s'augmenta, et la malade tomba dans le délire. Ces phénomènes si communs dans les fièvres gastriques, pouvaient bien en imposer dans cette circonstance. Quelques boissons mucilagineuses furent donc tout le traitement jusqu'au troisième jour que la scène changea tout-à-coup.

Tous le symptômes gastriques furent suspendus ; des douleurs aiguës se firent sentir dans divers points de la poitrine, la respiration devint très-gênées, et l'exploration me démontra une pleuro-pneumonie bien caractérisée. J'insistai sur les boissons délayantes et mucilagineuses, et ordonnai une application de quinze sangsues sur le point le plus douloureux et le plus constant. Au sixième jour dé la maladie, l'expectoration commença, et les crachats parurent rouillés. Le septième jour ils ne contenaient presque plus que du sang pur, et au dixième ils n'offrirent plus que quelques stries sanguines; la respiration était beaucoup plus facile, et les points de côtés avaient entièrement disparu. Cependant comme la tête était toujours un peu embarrassée,

je crus devoir établir un autre centre de fluxion
dans une partie éloignée du siège de la maladie en
plaçant un visicatoire à la jambe gauche. Enfin au
quinzième jour la poitrine et la tête parurent entièrement débarrassée, et tout paraissait être rentré
dans l'ordre naturel, lorsque tout-à-coup le mal de
tête reparut avec une violence insupportable, la
douleur de l'estomac, qui avait disparu pour faire
place à celles de la poitrine, se réveilla en faisant
éprouver à la malade la sensation d'un fer rouge
qui y serait introduit ; la sécheresse de la langue
s'augmenta et la malade retomba dans le délire
suivi bientôt d'un assoupissement continuel ; alors
eau de riz gommée, application de douze sangsues
sur le creux de l'estomac et cataplasmes émolliens
sur les picures. Le seizième jour douleur moins
vive, même médication excepté les sangsues ; au
dix-huitième jour, bouche et dents fuligineuses :
rêvasseries et soubressauts de tendons. Boisson aci-
dulée avec le sirop de limon, et lavemens émolliens qui produisirent une légère détente du bas
ventre, vésicatoire camphré à chaque jambes, sur
lesquels je fis mettre au premier pansement cinq
grains de sulfate de quinine. Ce moyen tira le cerveau de son engourdissement et diminua d'une manière sensible les violens accès de fièvre, qui
avaient lieu à chaque *coucher* du soleil. Au vingtième
jour le mieux se soutient, la douleur de l'estomac
n'est presque plus sensible qu'à la pression ; le mal
de tête a disparu avec les somnolences ; mêmes

boissons jusqu'au vingt-huitième jour. A cette époque la bouche et la langue deviennent un peu humides ; cependant la langue conserve encore une teinte foncée vers sa base : même prescription ; au trente-deuxième jour, lavemens émolliens, qui amènent des selles abondantes ; au trente-cinquième jour toutes les fonctions étant à-peu-près retablies, la malade prend quelques bouillons et entre en pleine convalescence.

Cette observation fait naître naturellement la question suivante, que je laisserai à chacun le soin d'expliquer comme il lui plaira.

Comment se fait-il que cette inflammation de l'estomac, aussi grave et aussi intense que je viens de la décrire, et qui pouvait disputer à celle des poumons le droit de priorité, ou marcher avec elle comme cela n'arrive que trop souvent, ait pu se retirer pendant tout le temps que cette dernière a existé, pour lui survivre ensuite dans toute sa force et venir menacer à son tour des jours conservés par tant de soins.

Cette malade intéressante nous fournira encore en parlant des fièvres et des affections de l'abdomen, un sujet d'observation non moins digne de réflexion que le précédent.

GASTRO-ENTÉRO-CÉPHALITE.

Si l'on est convenu de dire qu'une partie est enflammée toutes les fois qu'elle est un centre de fluxion qui la rend rouge, chaude et douloureuse, j'appellerai gastro-entéro-céphalite la maladie qui régnait dans les environs de Bourgoin, au mois de septembre 1826.

Cette terrible affection saisissait subitement les personnes, et les faisait périr du sixième au huitième jour si elles n'étaient promptement secourues. Elle n'épargnait ni grands ni petits, attaquait cependant de préférence les jeunes femmes et surtout celles dont la menstruation était dérangée par une cause quelconque.

1ʳᵉ Observation.

Mˡˡᵉ V., de Maubec, à son retour de l'enterrement d'une voisine, fut surprise tout-à-coup des symptômes de la maladie qui avait entraîné l'autre à sa dernière demeure. Ses parens furent d'autant plus effrayés que plusieurs personnes avaient déjà été moissonnées dans le voisinage de la même manière en peu de jours. Le père se rendit donc chez moi pour me prier de lui donner mes soins.

Les détails qu'il me donna me faisant juger de la gravité de la maladie, m'engagèrent à partir avec lui. Chemin faisant ce brave homme semblait attribuer la mort prompte des autres personnes à l'application de quelques sangsues ordonnée par les médecins qui les avaient vues, ce qui me donna à penser, que je pourrais bien être contrarié dans mon traitement, si quelque évacuation sanguine était nécessaire. Je trouvai la malade couchée sur le dos, la figure rouge et animée, délirante par moment, et faisant entendre dans sa loquacité, entre autres mots, ceux de *holà, la tête; hola, le ventre; l'estomac me brûle*. La bouche était très-sèche, et une diarrhée involontaire s'était déclarée presqu'au moment de l'invasion de la maladie.

Pouvais-je méconnaître une inflammation de l'estomac et des intestins? si toutefois les parties encéphaliques n'étaient encore affectées que sympatiquement, quel moyen autre que les évacuations sanguines abondantes pouvait arrêter une marche aussi incendiaire? mais comment y avoir recours d'après ce qu'on m'avait dit en route! Je quittai alors le lit de la malade, et me mis en devoir de sortir de la maison, en disant aux parens de faire appeler quelqu'autre médecin, que pour moi je n'ordonnerais rien. Surpris de cette résolution, ils me demandèrent tous désolés si leur fille était donc perdue? je leur répondis que je le craignais bien, parce que sachant qu'ils attribuaient la mort des autres malades à l'application de quelques sangsues, j'avais de fortes raisons de croire qu'ils se refuseraient à l'application d'un bien plus grand nombre que je jugeais indispensable dans cette circonstance. M'ayant alors assuré qu'ils se soumettraient à tout ce que j'exigerais d'eux, je commençai par faire une saignée de dix-huit à vingt onces, qui diminua sensiblement le mal de tête, et ordonnai une tisanne mucilagineuse adoucie avec le sirop de gomme, ainsi que de recouvrir l'estomac et le ventre de feuilles et de fleurs de mauves en cataplasme. Le lendemain le mal de tête avait repris sa première intensité, la soif était toujours inextinguible et la diarrhée persistait. La sensibilité épigastrique et abdominale était telle que la malade supportait avec peine les applications émollientes. Je prescrivis trente-cinq sangsues, dont je fis recouvrir les picures par les cataplasmes déjà indiqués. Pour les appliquer, on pense bien que j'avais d'assez fortes raisons pour ne pas me fier aux parens : je pris donc moi-même ce soin et la malade fut encore soulagée une fois. Même prescription intérieure ; le troisième jour l'on vint me dire que le mieux se soutenait, et que la diarrhée n'était plus si fréquente. Le quatrième jour plus de mal de tête, mais sensibilité toujours grande vers l'estomac. Nouvelle application de 25 sangsues ; nouvelle amélioration très-sensible. Les trois jours suivans point de nouvelles ; au septième jour la malade était dans un affaissement extrême, jouissant cependant de toutes ses facultés et ne se plaignant plus d'aucune douleur. Je fis continuer les mêmes boissons que je rendais plus nourrissantes à mesure que la malade se sentait plus de courage, et j'eus bientôt le plaisir de la voir en parfaite convalescence.

Peut-on douter que cette jeune personne n'eut accompagné sa voisine dans la tombe, que pour l'y rejoindre bientôt, si cédant à l'horreur qu'avaient les parens pour les évacuations sanguines, je n'en n'avais moi-même fait une arme qui pouvait seule, triompher d'une affection si rapidement destructive.

2me ET 3me OBSERVATIONS.

Mlle P., de Cracher, âgée de dix-huit ans, atteinte de la même maladie, en avait déjà subi toutes les conséquences, lorsque ses tardifs parens me firent appeler. Je trouvai donc la malade couverte d'une sueur froide, pliant son paquet et se débattant avec la mort. Fatigué d'un pareil spectacle, je me contentai de dire que si l'on eut attendu quelques heures plus tard, on se serait évité la peine de venir me chercher. La sœur de la mourante, sentait déjà quelques atteintes du même mal, et me demanda ce qu'elle avait à faire. Ne trouvant encore point d'indication positive, je crus devoir me borner à lui dire qu'il fallait attendre que la maladie fût bien déclarée, et que si elle devenait plus malade comme je le pensais, elle m'en ferait prévenir ou tout autre médecin, car sa sœur ne périssait que parce qu'on ne lui avait pas porté secours dans le temps nécessaire.

Le lendemain on fit donc les funérailles de la cadette, et un exprès vint me prier de me rendre vers l'aînée qui malheureusement réalisait mon pronostic. Il serait inutile de rappeler les symptômes que nous avons déjà décrits, il me suffira de dire que cette jeune fille d'une constitution forte et sanguine, me fit employer plus largement que jamais, les moyens antiphlogistiques, qui furent couronnés des mêmes succès qu'à Maubec, puisque cette personne comme celle qui a fait le sujet de ma première observation, jouit de la meilleure santé, et toutes deux sont aujourd'hui mères de famille.

2me Observation.

Mme B..., de Jailleu, âgée de 34 à 36 ans, enceinte de trois mois et demi, avait aussi laissé arriver cette terrible maladie, presqu'à son dernier période, lorsque son mari vint me prier d'aller la voir. Je la trouvai dans un état d'agonie voisin de la mort. Les dents étaient serrées, la déglutition tout-à-fait impossible ; car si en lui pinçant le nez, on venait à bout d'introduire dans la bouche une cuillerée de liquide, on le voyait aussitôt refluer sur les joues. Tout annonçait donc une mort prochaine ; car le pouls ne donnait lui-même presque plus de pulsations. Cependant contre tout espoir, je m'avisai de délayer près de deux livres de moutardes dans du vinaigre, et d'en envelopper nonseulement les pieds, comme on le fait ordinairement, mais encore les jambes et les cuisses, après avoir placé par dessous un vésicatoire à chaque jambe ; non content de ces deux longues applications de moutarde, j'en plaçai une troisième, de la largeur d'une main, au-dessus du pubis, et je partis, sur les huit heures du soir, peu rassuré sur le résultat. Le lendemain matin, me transportant chez un autre malade, je craignais d'apprendre en passant que tout avait été inutile ; mais je fus trèssatisfait de voir que ce puissant dérivatif avait réveillé plusieurs sensations qui paraissaient anéanties depuis deux jours ; car les yeux de la malade s'ouvraient, lorsque quelque bruit un peu fort venait frapper ses oreilles, et déjà, elle ne laissait plus échapper sur ses lèvres le peu de liquide qu'on tâchait de lui faire avaler. Cette légère amélioration me donna une faible lueur d'espoir, quoique l'état de coma dans lequel elle tendait sans cesse à retomber, fut bien loin de me faire bannir toute crainte. Cependant une abondance de liquide se porta sur les jambes et débarrassa, en peu de jours, les organes qui avaient été si profondément frappés; car la malade en fut quitte pour avoir à panser un mois ou deux ses jambes écorchées, ce qui ne l'empêcha pas de pousser sa grossesse jusqu'à son dernier terme, et d'accoucher très-heureusement.

Quelle que soit l'explication physiologique que l'on puisse donner de l'action stimulante de la moutarde, restée près de douze heures sur une moitié du corps pour débarrasser les organes contenus dans l'autre, de l'agent destructeur qui les tenait enchaînés depuis si long-temps, et avait paralysé toutes leurs facultés et surtout celle du cerveau, il est évident à mes yeux ainsi qu'à ceux de toutes les personnes qui soignaient la malade, que si je n'eusse pas agi aussi promptement et aussi énergiquement, le jour d'après, la tombe se serait ouverte pour recevoir deux victimes à la fois.

5me OBSERVATION.

Il serait inutile d'énumérer toutes les personnes que j'ai eues à traiter dans le même temps, de la même affection, puisque les mêmes moyens curatifs variés et proportionnés suivant les circonstances ont eu le même succès partout. Je terminerai donc par l'observation d'une fièvre intermittente pernicieuse, dont nous fournira le sujet, la même dame qui nous a offert tant d'anomalie dans la marche de la pleuropneumonie et de la gastrite aiguës. Le 3 août dernier elle fut surprise d'un accès fébrile et convulsif, qui lui dura près de trois heures et que l'on prit pour une indigestion. Deux jours après, étant allé voir un gendarme dans la même maison, cette femme me parla de sa prétendue indigestion, et me demanda ce qu'il fallait faire pour ramener l'appétit et se nettoyer la bouche qu'elle se sentait pâteuse et amère; dans ce moment, rien ne pouvait me faire soupçonner à quel monstre caché je pouvais avoir à faire, et je me bornai à lui conseiller quelques amers. Mais quel ne fut pas mon étonnement, lorsque dans la nuit du 9 au 10 du même mois, son mari vint sonner à ma porte et m'annoncer qu'elle avait encore pris des crises qui ne la quittaient pas depuis plus de deux heures. Je la trouvai les dents serrées, les yeux immobiles, le décubitus sur le dos et la tête à demi fléchie sur l'épaule droite; éprouvant de temps en temps des crispations et des contractions musculaires qui ne la quittaient un instant que pour la laisser comme plongée dans un profond sommeil.

Les frictions sèches long-temps continuées sur les extrémités inférieures, les essences, l'éther, l'ammoniaque, tout fut inutile pour la tirer de cet état. Je délayai alors quelques cuillerées de poudre de quina dans du sirop de la même substance uni à de l'éther, que je vins à bout d'introduire dans la bouche, en pinçant fortement le nez, et j'en fis bouillir dans du vin blanc que j'ordonnai de faire prendre de la même manière; des sinapismes aux pieds et un vésicatoire camphré à chaque jambe, avait été placé, lorsque je me retirai vers les quatre heures du matin. Le soir, elle était encore dans la même position, mais plus de crispations nerveuses. Comme le quinquina était ici l'ancre de salut, je crus devoir m'en servir sans ménagement, et je le prescrivis encore en lavement. Les deuxième, troisième, quatrième et cinquième jours, point de changement et par conséquent même prescription; il arriva pourtant au sixième jour que la malade, éprouvant la sensation de la cuillère près de ses dents, put les ouvrir assez pour laisser passer le liquide, sans avoir besoin de lui pincer le nez. Du septième au dixième, elle parut recouvrer le sens de l'ouïe, car s'il se faisait quelque bruit subit, elle ouvrait les yeux; mais qui étaient insensibles à toute lumière; car on n'obtenait d'eux aucun clignotement. Vers le douzième et treizième jour, elle essaya quelques mouvemens, mais on s'aperçut que le bras et la jambe du côté droit étaient presque dans un état de paralysie; elle put aussi alors ouvrir la bouche assez pour faire voir sa langue rugueuse et comme charbonnée.

Continuation du quinquina remplacé quelquefois par d'autres infusions amères ou calmantes. Les vésicatoires, sur chacun desquels j'avais fait mettre au premier pansement cinq grains de sulfate de quinine, donnaient abondamment.

Vers le quinzième jour, elle essaya de répondre aux questions ; mais la bouche ne laissa sortir aucun son qui fût compréhensible. Cependant la jambe et le bras, mais surtout la jambe avaient gagné quelque chose en mouvement. Le ventre paresseux jusqu'alors, quoique les urines eussent coulé involontairement avec abondance, parut un peu entrer en fonction au moyen de quelques lavemens huileux. Ce ne fut qu'à la fin du mois que la langue devint humide et permit à la malade de se faire comprendre et d'avaler quelque chose de plus nourrissant que tout ce qu'elle avait pris jusqu'alors. Le mieux s'est soutenu, et tous les organes ont repris le libre exercice de leurs fonctions, excepté les yeux et la langue qui se ressentent encore d'une funeste empreinte, mais qui cependant s'approchent tous les jours de leur état naturel ; tout me fait donc penser que cette femme, quoique faible encore, sera bientôt dans un état de santé parfaite, puisque déjà, non-seulement elle a quitté le lit et la chambre, mais se livre à ses occupations ordinaires.

DE L'ICTÈRE.

Cette maladie, qui est toujours due à une augmentation de sécrétion d'un des organes essentiels à la digestion, s'est présentée plusieurs fois à mon observation ; mais le seul exemple que je vais en rapporter suffira pour en faire tirer quelques réflexions utiles.

Mᵐᵉ *** de London-sur-Ruy, ayant été travaillée pendant quelques mois d'une fièvre intermittente régulière, eut un jour des causes de frayeur et d'ennui, et son corps n'offrit bientôt plus aucune trace de sa couleur naturelle. Toutes les bonnes femmes des environs épuisèrent alternativement les ressources du savoir que chacune croyait posséder ; après mille breuvages plus ou moins nuisibles, on ne craignit pas d'ingérer dans l'estomac, à l'aide de vin blanc, une certaine quantité de brique pilée. Aussi la malheureuse qui s'était soumise à de pareilles épreuves, ne tarda pas à en sentir les effets. Son estomac ne put plus recevoir aucune boisson sans se contracter violemment, ne pouvant digérer ni expulser cette poudre de brique. Enfin épuisée de toutes manières, elle ne semblait plus attendre la fin des douleurs que lui faisait endurer le foie et l'estomac, que dans une mort prochaine.

Lorsque son apathique mari se décida pourtant à venir me chercher, la teinte de la peau n'offrait rien de semblable à celle des ictériques ordinaires. Au lieu du jaune citron, c'était une couleur tellement foncée qu'elle ressemblait à celle des flictènes gangreneuses qui se présentent à la suite de certaines varioles.

Le foie, tuméfié et douloureux, faisait une saillie considérable au-dessous des côtes. Comme il fallait à tout prix débarrasser l'estomac de cette poudre graveleuse à laquelle le pilore avait refusé passage, je prescrivis sur-le-champ un apozème et un lavement laxatif ; mais l'estomac s'étant révolté à chaque ingestion, ce moyen fut inutile, je fis alors appliquer sur l'épigastre un large emplâtre de thériaque, arrosé souvent d'un mélange de beaume-tranquille, d'huile de lys et de laudanum, et je revins à mon laxatif qui, pris seulement par cuillerées, me réussit parfaitement, les selles furent encore rendues plus faciles par les lavemens. Après ce premier résultat, mes soins se portèrent à combattre l'état d'érétisme général, par les boissons mucilagineuses, les applications émollientes sur la région du foie et des autres organes digestifs, peu à peu j'en vins aux boissons de sucs végétaux, et ma malade se porte très-bien aujourd'hui.

HYDROPISIE.

Cette maladie qui a tant exercé l'imagination des pathologistes, et sur laquelle on n'a pu donner jusqu'à présent que des explications peu satisfaisantes, est encore aujourd'hui l'écueil de l'art. C'est donc plutôt pour chercher les moyens de la prévenir, que pour citer des remèdes capables de la guérir, lorsqu'elle est arrivée à un certain période, que je vais en parler.

On ne sera point étonné, si je dis que l'on rencontre un grand nombre d'hydropiques de tous genres dans nos contrées, en réfléchissant à la multitude de maladies aiguës auxquelles sont exposés nos habitans, et qui passent en grande partie à un état chronique, soit que la négligence des malades les empêchent d'appeler un médecin à leur secours, ou que l'ignorance leur fasse donner leur confiance à des personnes dont la présence inutile serait le plus grand service qu'ils en pourraient tirer.

Mme G…, de la Maladière, âgée environ de 45 à 48 ans, éprouvait depuis long-temps une douleur sourde dans l'abdomen, dont la dimension s'aggrandissait insensiblement; il lui fut conseillé de boire beaucoup de vin blanc; c'est ce qu'elle fit jusqu'au moment qu'elle me consulta, et que l'édème après s'être emparé des jambes avait déjà gagné le haut des cuisses. N'espérant donc autre chose que de prolonger les jours d'une malade que je ne pouvais sauver, je travaillai autant que je pus à décharger les parties pleines de liquide, par tous les émonctoires possibles.

Si cet exemple n'offre rien de remarquable pendant mon traitement, il fait regretter que cette personne se soit confiée à des mains inhabiles, jusqu'à ce que la maladie a été portée à un point désespéré, et m'amène à parler d'un jeune homme de 15 à 16 ans, son voisin, que l'on me présenta portant depuis plusieurs semaines au bras une couenne de lard, pour se débarrasser d'une fièvre intermittente. N'est-il pas probable que ce jeune homme, dont la figure était déjà bouffie et les jambes engorgées, eût éprouvé le même sort que notre hydropique, si le hasard ne lui eut pas fourni l'occasion de me consulter, et de changer sa couenne de lard contre un traitement rationnel.

On est vraiment stupéfait de rencontrer encore parmi les habitans de la campagne, qui ont aujourd'hui tant de connaissance sur tous les droits qui les concernent, des gens, je ne dis pas assez ignorans, mais assez stupides pour confier leur santé à des individus qui malheureusement ne bornent pas toujours leurs ordonnances à des couennes de lard, comme je vais le démontrer par l'observation suivante :

M. S... P..., de Cracher, âgé environ de 46 à

5o ans , me fit appeler pour des coliques qui le tourmentaient cruellement. A la sécheresse de la langue , à la fréquence des selles sanguinolentes et aux douleurs vives occasionnées par la moindre pression sur les régions inférieures de l'abdomen , je crus reconnaître une vive inflammation des dernières anses intestinales, pour laquelle j'ordonnai une boisson mucilagineuse , des lavemens émolliens, des cataplasmes de même nature sur les parties affectées , et quelques sangsues à l'anus ; mais le malade s'imaginant avoir quelque chose de dérangé dans le ventre , au lieu de suivre le traitement que je lui avais indiqué , fit venir un individu , se disant savoir *remettre à leur place les nerfs croisés , lever l'alouette de l'estomac et du gosier , guérir le mal de mère , le mathion , les ullons , etc. , etc.* Bientôt en effet tous les maux furent guéris dans cette circonstance , car cet animal féroce en pétrissant avec les pattes et les griffes le ventre pour y arranger des parties qu'il ne connaissait pas , eut bientôt par des manœuvres aussi burlesques que barbares porté le mal à son plus haut degré , et fait rendre ainsi au malade le dernier soupir en peu de jours.

L'aveuglement du peuple pour le charlatanisme va si loin , que , semblable à la secte religieuse qui chaque fois que l'air est sillonné par la foudre ouvre les portes et fenêtres pour recevoir un nouveau messie , il court sur les places publiques , au moindre son de trompette ou de grosse caisse , croyant y trouver un guérisseur universel. Il a pourtant été dupé bien souvent ! n'importe , l'expérience ne le désabuse pas. Pauvres gens ! depuis que vous achetez le baume et l'elixir qui doivent vous guérir de tous vos maux, vous n'avez pas encore pu vous guérir de votre aveuglement ! Si l'envie de gagner de l'argent pouvait quelquefois être un motif de satisfaction pour un médecin à la vue des maux de ses semblables, je me réjouirais, chaque fois qu'un charlatan passerait dans le pays, car il est certain qu'un tel passage est toujours marqué par des maux que les médecins n'auraient pas eu à traiter sans lui. Voici un fait qui vient à l'appui de ce que j'avance :

Une jeune fille portait depuis sa naissance de chaque côté des os propres du nez, une petite tumeur formée par du tissu cellulaire, dont elle prit envie pour la première fois de se débarraser en entendant haranguer un de ces grands guérisseurs ; et sans perdre de temps, elle se présenta à ce téméraire, qui, sans s'embarrasser des accidens consécutifs qui pourraient avoir lieu, les lui coupa sur la place publique. Cette opération, faite avec méthode, pouvait parfaitement réussir, tandis qu'elle fut suivi de graves inconvéniens qui forcèrent cette malheureuse à prendre un lit à l'hôpital, où mon confrère, M. Bouvier, qui m'a communiqué cette observation, a eu beaucoup de peine à corriger les cicatrices considérables et hideuses qui résultaient d'une trop grande déperdition de substance , car cet opérateur d'un nouveau genre avait enlevé les tumeurs comme s'il eut coupé deux tranches de jambon.

Quelles tristes réflexions ne viennent pas assiéger l'honnête homme, sur un gouvernement dont la sagesse devrait veiller sur le bonheur et la santé de toutes les familles, et qui permet un pareil vagabondage.

Je lisais dernièrement sur un papier public, qu'une malheureuse femme avait été condamnée comme escroc pour avoir reçu de l'argent de quelques personnes en abusant de leur crédulité.

Est-il moins escroc, celui qui vient effrontément sur une place publique dresser des fournaux et annoncer à la foule qu'il prépare un remède capable de guérir toutes les maladies? qui, pour mieux étonner et tromper les amis du merveilleux, fait déplier et jeter dans une bassine par des affidés, des milliers de paquets; s'en réservant un seul, qu'il annonce gravement, que personne autre ne peut toucher que lui, et qu'il jette aussi dans la bassine, après avoir rompu successivement aux yeux de la multitude ébahie une infinité d'enveloppes cachetées.

Est-il moins coupable et escroc, celui qui ne craint pas de se présenter aux portes des églises, à la sortie des cérémonies religieuses, et s'efforce de crier que s'il a un pareil remède, c'est à Notre-Seigneur-Jésus-Christ qu'il le doit, que s'il a pu guérir avec ce remède tant de personnes désespérées, il doit en attribuer toute la gloire à Notre-Sigeneur-Jésus-Christ.

Vit-on jamais pareille impudence, que celle qui se sert pour faire un instrument de mensonge et de friponnerie du nom de celui qui est présenté à nos hommages comme le juste des justes et la source de toute vérité ?

Est-il moins escroc, celui qui vend 1 fr. des objets qui ne valent pas 25 cent., comme possédant des propriétés qu'ils sont loin de posséder. Voici le fait :

Un jeune homme des environs de la Verpillière, venant me consulter, trouva à l'entrée de Bourgoin un de ces harangueurs, débitant trois articles, qui, pris chacun à propos, devaient combattre toutes les maladies. Tant de vertus s'achetaient au prix de 1 fr. Ce jeune homme crut donc n'avoir pas besoin d'aller plus loin, et se procura les remèdes précieux au moyen de sa pièce de 20 sous. Cependant la réflexion lui étant venue, il crut devoir me les soumettre, et vint naïvement me demander si ces objets pouvaient réellement le guérir : j'ouvris d'abord un petit cornet de papier, contenant à peu près une pleine coquille d'œuf de fleurs de mauves, violettes, tussilage et feuille de menthe; le tout un peu broyé pour être moins connu. C'était-là le grand thé qui devait guérir toutes les indigestions, rhumes de cervaux, catharres, etc.

Le 2me papier plié d'une autre manière, contenait à peu près trois gros de benjoin ; c'était là le véritable beaume auquel aucune plaie, ulcère, gangrène ne pouvait résister.

Venait ensuite une petite fiole, quart de topette ordinaire ; à la saveur que j'y trouvai, je ne doutai pas que ce ne fût une légère décoction de rubarbe, aiguisée par quelques gouttes d'alcohol, et voilà l'introuvable et spirituel élixir que l'on pouvait employer contre la rage, la morsure des bêtes vénimeuses, contre les *acimonies de la bile*, de l'*atrabile*, contre les engorgemens du foie, de la rate, et contre les obstructions de toutes espèces, etc.

En sorte, qu'estimant à leur plus haute valeur, les fleurs à un sous, le benjoin à deux liards, et la décoction de rhubarbe à 3 sous y comprise la bouteille, certainement le tout ne valait pas 5 sous.

Eh bien ! l'on m'a assuré que trois ou quatre jours y compris le jour du marché, ce charlatan a vendu douze à quatorze cents doses, et emporté par conséquent plus de 1,200 fr. du pays.

Si l'on fait ensuite attention à la multitude de ces aventuriers qui se succèdent les uns les autres, on sera vraiment effrayé de l'argent qui est emporté tous les ans du pays par de semblables friponneries.

MALADIES DU COEUR ET DE SES ENVELOPPES.

Mme B...., âgée environ de 42 à 44 ans, et dont un séjour de quelques années dans Bourgoin n'a été qu'une suite d'exemples de piété rare et de charité sans bornes, éprouvait depuis long-temps des douleurs vives accompagnées d'une chaleur acre dans la région du cœur, pour lesquelles ayant usé entr'autres remèdes de celui de Le Roi avec assez peu de ménagemens, fut forcée de s'aliter pendant plusieurs semaines, après lesquelles elle fut rendue à une santé languissante jusqu'au moment où elle se sentit accablée plus que jamais. C'est alors que satisfaite des soins que j'avais donnés dans l'intervalle à une de ses domestiques, elle me fit appeler pour elle. Sa voix était affaiblie, sa respiration courte, précipitée ; les battemens du cœur, très-violens, tumultueux ; les fonctions de la vessie et des intestins tout-à-fait nulles depuis trois ou quatre jours ou, si, l'urine coulait, ce n'était que par quelques gouttes brûlantes. Une forte cuisson se faisait sentir dans toute l'étendue de la poitrine ; les défaillances fréquentes exigeaient qu'on lui tînt continuellement du vinaigre ou de l'eau de Cologne sous le nez ; il me fut donc impossile de méconnaître un désordre dans les fonctions du cœur ou de son enveloppe ; et quoique la pudeur de la malade ne m'eut permis qu'une exploration imparfaite au travers d'un tissu intermédiaire, je crus trouver une trop grande acuïté dans les symptômes pour balancer à employer les antiphlogistiques, et je débutai par l'application de douze sangsues à l'anus, et les lavemens émolliens ; les infusions de fleurs de mauves étaient toute la boisson que pouvait alors supporter l'estomac de la malade ; je variai ensuite mon traitement pendant près de trois mois, en employant alternativement, les boissons de fleurs de mauves, de tilleul, de pariétaire, de cerfeuil, de digitale prise de différentes manières, et revenant de temps en temps aux applications de sangsues, aux lavemens émolliens et aux embrocations calmantes. Après cette époque la malade qui commençait à se tenir sur un fauteuil près de son feu, ayant reçu la nouvelle d'une mort dans sa famille, en éprouva une telle impression, que toutes les sécrétions se supprimèrent de nouveau, les défaillances devinrent plus fréquentes que jamais, et l'estomac ne put plus recevoir une cuillerée de liquide sans se soulever. Alors bains de pieds avec le sable de rivière ; embrocations sur l'abdomen, vessies pleines de lait chaud au-dessus du pubis, lavemens avec la pariétaire, la manne, tout fut inutile et la suffocation devint imminente au bout de trois jours, je voulus alors m'assurer de ce qui se passait vers le cœur, et l'auscultation me fit juger que les battemens tumultueux de cet organe, qui étaient alternativement plus forts dans certains points de la poitrine que dans d'autres, n'étaient dus qu'à la présence d'un liquide dans le péricarde où flottait le cœur gêné dans ses contractions. La prostration des forces était extrême, la malade ne répondait plus que par signes à mes questions, et le pouls ne donnait plus que quelques pulsations par intervalles. Jamais médecin n'eut donc plus de motifs de s'attendre bientôt à un terme fatal; mais résolu de combattre, pied à pied, sur un terrein que la mort me disputait avec tant de barbarie, je me mis en devoir d'envelopper encore les pieds avec de la moutarde, pendant cette opération, la renommée qui avait déjà fait circuler de bouche en bouche, que cette intéressante malade était morte, fit accourir en foule ses amies éplorées qui toutes me secondèrent avec tout le zèle possible jusqu'à une heure après midi, que la malade, ne donnant presque plus aucun signe de connaissance, parut tout à fait à l'agonie.

On fit alors prier le vénérable pasteur de la ville de venir lui administrer le dernier sacrement, pendant que d'un autre côté, je m'occupais de me procurer des vases pour lui plonger les extrémités dans l'eau chaude, comme une des dernières ressources indiquées par le célèbre Corvisart. La cérémonie sainte étant achevée, je me hâtai de remplir les indications dont je viens de parler.

C'est ici que je dois payer un tribut d'éloge à

Mme C..., sa voisine, cette respectable dame dont la grande ame ne connaît point de bornes quand il s'agit d'obliger, animée sans doute d'une vertueuse sympathie pour les qualités de la malade, ne l'abandonna pas plus que moi jusqu'à onze heures du soir. Les soins infatigables qu'elle lui prodigua toute la journée, malgré les larmes que lui arrachait de temps en temps une pareille scène de désolation, me seront toujours une preuve que des dames peuvent donner à beaucoup d'hommes le modèle des plus beaux sentimens.

Cependant le ciel qui a promis de récompenser la persévérence, fut exact à remplir sa promesse. Les synapismes, les frictions, les mouches rubéfiantes, l'évacuation mécanique de l'urine, l'immersion des bras dans l'eau chaude, etc., tous ces moyens parurent opérer une résorption vers la péricarde et dégager ainsi le cœur noyé dans un liquide qui avait tenu ses fonctions étouffées si long-temps. Peu à peu les urines reprirent leur cours ordinaire, et la malade, après quelques mois encore de l'usage presque unique du lait coupé avec l'eau de mauve, put se rétablir une seconde fois.

2me EXEMPLE.

M. B..., de Bourgoin, âgé environ de 68 à 70 ans, d'une constitution musculo-sanguine très-prononcée, ayant toujours mené une vie assez active, faisait peu d'exercice depuis quelques années, se livrant aux agrémens d'une table où le vin n'était peut-être pas aussi épargné que les mets.

Un jour que ce vieillard se rendit de son nouveau domicile chez son neveu à Bourgoin, avec quelques amis, il s'y livra à tous les plaisirs qu'on peut éprouver dans un banquet de famille, et dépassa peut-être un peu les bornes de la tempérance.

Arrivé chez lui, il éprouva quelques douleurs d'estomac et quelques coliques passagères, qu'il attribua avec assez de raison à une variété de boissons, telles que vin, liqueur, café, bière, etc., à cette époque je traitais chez lui, une de ses nièces, atteinte d'une fièvre billeuse; il saisit cette occasion pour me faire part de son malaise. La pression même un peu forte, sur les différentes parties de l'abdomen n'étant nullement sensible excepté à la région épigastrique, je crus avoir à faire à une légère irritation des organes digestifs, qui devait céder dès que l'évacuation des matières fécales qui était devenue très-difficile, aurait repris son cours ordinaire, et je prescrivis pour le moment, une boisson d'eau de riz gommée et quelques lavemens émolliens; mais après quelques jours que je le vis pour la seconde fois, je trouvai la scène bien changée. La figure était d'un rouge foncé, la respiration haute, laborieuse et une sensation des plus cuisantes s'était développée dans la région du cœur, tous ces nouveaux symptômes m'annoncèrent une inflammation des plus aiguës des organes renfer-

mées dans la poitrine, et la douleur épigastriques,
qui s'était aussi prodigieusement accrue, la complication d'une flegmasie du principal organe de la
digestion.

Le malade et ses gardes ayant montré de la ré-
pugnance pour une saignée de bras, j'insistai fortement sur la nécessité d'une nombreuse application de
sangsues à l'anus et sur le siége des principales douleurs, avec recommandation de me rendre compte
du résultat. Mais contre mon attente, plus de cinq
jours s'écoulèrent, sans que j'en reçusse aucune
nouvelle. Après cette époque, mon frère ayant été
appelé par une lettre du malade lui-même, passa chez
moi, avant de s'y rendre. Etonné de cette démar-
che cachée, à mon égard, de la part de cette famille, je racontai comment j'avais vu ce malade
et ce que je lui avais prescrit, à mon frère qui se
rendit de suite auprès de lui ; à son retour il me
donna l'explication de ce silence à mon égard,
en m'apprenant qu'on y avait introduit un médecin
tout nouvellement arrivé dans le pays, qui le traitait comme atteint d'une hydropisie de l'abdomen ;
et que M. B.... mécontent et du nouveau médecin
et de ceux qui le lui avaient conseillé, l'avait fait
appeler pour se réunir à moi et lui procurer quelque soulagement, s'il était possible. Alors toute la
poitrine était dans un état de souffrance difficile à
décrire ; mais cependant le point le plus cuisant
était toujours dans la région du cœur ; la difficulté
de la respiration extrême ; les défaillances telles,

qu'il fallait continuellement tenir le vinaigre ou quelqu'eau spiritueuse sous le nez du malade ; les selles et les urines presqu'entièrement suspendues. Ici, si l'abdomen n'était pas étranger aux symptômes décrits, au moins il n'est pas douteux que l'affection des poumons et surtout du cœur ou de ses dépendances jouât le principal rôle ; aussi malgré tous nos efforts rien ne put résister à tant de causes destructives.

Quoique jusqu'alors j'eusse presque constamment réussi à ramener mes malades à la santé, comme je n'avais jamais eu la sotte prétention de tous les guérir, j'étais bien loin de m'attendre que la mort de celui-là fût chez un confrère un motif d'accusation contre moi.

Qu'un charlatan se vante de guérir tous les maux et escroque l'argent des imbéciles qui ajoutent foi à ses paroles, et ici les habitans de Bourgoin qui sont toujours si prêts à courir à la nouveauté, doivent certainement se souvenir encore de celui qui leur levait si bien la cataracte, il y a quelques années, et qu'ils furent obligés de poursuivre jusqu'à Grenoble, pour se faire rembourser des sommes considérables qu'il emportait à un grand nombre d'entr'eux ; qu'un charlatan, dis-je, abuse de la crédulité du public, rien ne surprend, parce qu'on sait que tout moyen est licite à un fripon pour parvenir à son but ? Mais qu'un jeune médecin qui n'a pas encore fait un pas dans la carrière de la pratique médicale, veuille y assurer sa marche en déchirant ceux qui l'y ont dévancé, c'est ce qui est difficile à concevoir.

Cependant, à peine cet homme eut-il rendu le dernier soupir, que le jeune médecin, qui l'avait vu en mon absence, colportât de commune en commune qu'il avait une hydropisie de l'aldomen, et que les médecins qui l'avaient traité l'avaient bientôt eu tué.

Pour donner plus de publicité à d'aussi lâches insinuations, il chercha à surprendre la religion de quelques ecclésiastiques, dont un surtout devint son zélé partisan. C'est donc à lui que je vais m'adresser, et je lui demanderai, comment il put accueillir une pareille accusation, lui qui, naguère, m'avait vu arracher à la mort deux vieillards atteints, l'un d'une rétention d'urine, l'autre d'une fièvre pernicieuse, et tous deux d'un mal plus grand encore, celui de dépasser l'âge de quatre-vingt-trois ans ; lui qui avait vu les soins que j'avais prodigués à la femme de son propre marguiller, couronnés d'un si heureux succès ; lui qui m'avait montré son étonnement, de ce que j'employais les antiphlogistiques, avec autant de persévérance chez une autre jeune personne, et qui put se convaincre plus tard que j'avais eu de bonnes raisons pour agir ainsi, puisque la jeune personne avait été bientôt dans le cas de devenir mère de famille ; lui qui, témoin de ce que j'avais pu faire, me confia dans la suite une personne de sa maison ; qu'il dise lequel des deux lui a fait chanter le plus de *Requiem*, ou de celui dont il est devenu l'apologiste, seulement pendant une année, ou de moi, même pendant l'espace de quatre ans? Comment un homme, qui par son caractère, devrait être toujours en garde contre la médisance et la calomnie, ne peut-il pas sentir, que celui qui était capable de se flatter, qu'étant à faire ses études médicales à Lyon, et ayant vu un jour sur une affiche, en passant au coin d'une rue, que des prix avaient été proposés en concours aux élèves de Paris, se hâta de préparer ses malles, et n'eut que le temps d'arriver au concours, où il remporta tous les prix sur tous les élèves de Paris. Comment, dis-je, ne put-il pas sentir qu'un pareil imposteur était bien dans le cas de chercher à se faire une réputation en déchirant celle d'autrui? Il faut donc avouer que si cet ecclésiastique n'avait pas quelque grand intérêt particulier à accueillir et à proclamer des fourberies aussi dégoûtantes, il avait au moins tiré une large part de l'*immense* festin qu'on m'a dit avoir été donné à plusieurs de MM. les Curés des environs, par la famille de ce nouveau saint, à son arrivée dans le pays, pour leur en faire proclamer les miracles, chacun dans leur commune. Mais je reviens au saint lui-même, ou plutôt au diffamateur de ses confrères, pour peser avec lui au grand jour, la force de l'accusation qu'il m'a portée dans l'ombre; s'il avait du dépit d'avoir été repoussé de chez le malade dont il est question, est-ce les médecins qu'il devait incriminer? Certainement non : car il aurait facilement pu se convaincre que nous avions fait tout notre possible auprès du malade pour le faire rappeler, bien persuadés que nous étions qu'avec un examen plus attentif de sa part, il aurait trouvé autre chose qu'un épanchement séreux dans l'abdomen. Et en effet, la couleur livide de la face du malade, sa respiration haute, difficile et douloureuse, le point perçant qui s'était invariablement fixé dans la région du cœur, n'étaient-ils pas des simptômes suffisans pour fixer notre attention vers la poitrine, plutôt qu'au bas-ventre? Je dis plus, quand même ce malade eût été comme il le croyait, menacé d'une ascite, dans quelle école a-t-il appris qu'il fallait commencer par les diurétiques et les purgatifs quand il y avait un état inflammatoire aussi prononcé? il est donc évident que son ordonnance n'eut fait dans tous les cas, qu'augmenter les accidens. Mais disons mieux; disons, qu'ivre d'enthousiasme, à la vue de la foule aveuglée par sa nouveauté et son charlatanisme, rien n'a plus été sacré pour lui, et comptant que ses erreurs les plus grossières passeraient à la faveur de cet aveuglement populaire, il a cru devoir prendre un ton d'infaillibilité doctorale, et a trouvé partout des maladies qui n'existaient que dans son imagination exaltée; car les faits ne me manqueront pas pour le prouver.

Je demanderai donc quel est ce savant qui encore couvert de la poussière des bancs de l'École, et plus pressé sans doute par le désir de gagner de l'argent que par celui d'être utile à ses semblables, parcourait nos contrées cinq ou six mois avant de s'y fixer, en répandant partout le bruit qu'il devait être bientôt major dans un grand hospice de Lyon, et donnait les preuves suivantes de sa science, et par conséquent de ses prétentions au majorat.

PREMIER FAIT. Mme P..., de Mosas, enceinte de quatre mois environ, n'avait pas vu le retour de ses menstrues, depuis son dernier accouchement, qui datait depuis plus d'une année, et à cause de cette circonstance, ne croyait pas avoir pu devenir enceinte. Se sentant cependant, très-indisposée, et effrayée surtout de voir grossir son ventre, consulta notre médecin d'hydropisie, ou soi-disant futur major. Les purgatifs et diurétiques furent donc prescrits en conséquence ; mais après deux jours d'usage de la boisson prescrite, cette malheureuse femme fut obligée d'y renoncer et de faire appeler un autre médecin à son secours. Je la trouvai dans un état d'anxiété et d'irritation extrême ; elle me dit que les remèdes que ce savant lui avait ordonnés l'avaient tellement fatiguée et lui avait fait faire de si violens efforts qu'elle serait morte, si elle en avait encore pris une dose. Je laisse donc à penser ce que serait devenue, dans son état de grossesse, cette femme d'une constitution nerveuse et d'une maigreur extrême, si je ne fusse arrivé pour arrêter cet état d'arétisme et de crispation occasionné par des remèdes prescrits d'une manière si inconsidérée. Voilà donc comme notre soi-disant major savait distinguer les hydropisies.

Qu'eût-il donc fait, sil eut été appelé à ma place vers la personne qui va faire le sujet de l'observation suivante :

Le 6 août 1828, je fus appelé vers Mme B...., de l'Ile-d'Abeau, âgée environ de 24 à 26 ans, que l'on m'annonça être devenue hydropique. Cette misérable, au lit depuis plusieuss jours, était d'une grosseur prodigieuse : outre les jambes et les cuisses extrêmement édématiées, elle avait les parties externes de la vulve, tellement gorgées de liquide, que la mortification semblait déjà s'en emparer dans plusieurs points. Elle souffrait d'autant plus, qu'elle ne pouvait changer de position par elle-même, à tous ces accidens, venait se joindre une fièvre continue avec redoublement, ce qui n'était guère fait pour rassurer sur le sort de cette personne.

Cependant, ne regardant point cette enflure comme une hydropisie essentielle, mais bien comme le résultat d'une double grossesse, j'annonçais que je croyais cette femme enceinte de plusieurs enfans, et pour éviter une plus grande mortification de la vulve, j'y pratiquai, au moyen de la lancette, plusieurs ponctions par où s'écoula, en peu de temps, une grande quantité de liquide, néanmoins comme on sait qu'un accouchement précoce a ordinairement lieu lorsqu'il y a un pareil désordre et que la malade périt le plus souvent au deuxième jour de l'accouchement, si on n'est parvenu à arrêter une semblable fièvre avant l'avortement, je dirigeai mon traitement à la faire disparaître , et peu de jours me suffirent pour en triompher. La malade , débarrassée de cette terrible fièvre , poussa sa grossesse encore quelques mois , et accoucha sans accident , de deux jumeaux , comme je l'avais annoncé ; mais je reviens aux véritables épanche-mens séreux de l'abdomen , et puisque nous avons vu comme notre major savait les distinguer où ils n'existent pas , voyons comme il les distingue où ils existent :

Deuxième Fait : Le jour que je me retirai vers les quatre heures du matin , de chez la femme qui a fait le sujet de mon observation sur la fièvre intermittente pernicieuse , M. B... , de Bourgoin se présenta chez moi pour me prier d'aller voir sa femme qui était devenue selon lui très-malade et enflée à la suite d'une couche qu'elle avait eue il y avait quelques mois. Comme cette maladie datait de quelque temps , et qu'il était certain qu'un autre médecin l'avait vue avant moi , je lui dis qu'il était convenable que je ne visse sa femme que du consentement et en présence de son medecin ordinaire ; alors il me répondit que ce médecin était absent depuis la veille , et que sa femme serait morte pour peu que l'on attendît , quoique ce médecin l'eût toujours assuré que sa femme ne risquait rien et qu'il en répondait ; pensant donc que ce serait un acte de bienséance mal placée que de laisser périr cette malheureuse en atten-dant ce confrère , je suivis de suite le mari ; mais

il était déjà trop tard; la malade expirait. La cavité abdominale me parut évidemment le siége
d'un épanchemennt séreux; et, le croirait-on? les
jambes et les cuisses édématiées elles-mêmes,
avaient été étroitement garrotées par notre médecin d'hydropisie, au moyen de bandes roulées.
J'avoue que si cet homme ne m'eut pas assuré
que c'était son médecin qui avait placé ce bandage, je n'aurais jamais pu croire qu'il fût capable
d'une pareille ineptie; car n'était-il pas évident que
le liquide refoulé des jambes et des cuisses, n'avait
dû qu'augmenter la gène des viscères et faire périr
plus tôt la malade de suffocation.

En voilà bien assez pour démontrer le poids du
jugement de notre prétendu savant sur l'hydropisie
de M. B. et la force de son accusation. Mais il
paraît qu'il ne veut pas seulement attaquer ses
confrères sur les hydropisies, mais bien les rendre
responsables de la mort de tous les malades qu'ils
ne pourront sauver, car il se transporte chez M.
L. sur la place de Bourgoin, atteint depuis long-
temps d'une affection chronique des poumons,
et annonce à qui veut l'entendre que si on l'eût
fait appeler quinze ou vingt jours plus tôt il aurait
répondu de le guérir. Voilà donc encore le confrère qui traitait ce malade depuis quelques temps
transformé en ignorant pour ne pas dire en assas-
sin; mais je laisse à ce confrère le soin de se dé-
fendre sur ce que cette grave accusation offre de
particulier pour lui, et je continue à suivre l'homme

habile qui doit donner l'immortalité. Je le vois encore déclarer audacieusement dans plusieurs maisons, qu'il est résolu à ne laisser passer aucune faute à ses confrères. Nous verrons bientôt qui a besoin d'indulgence. Il ne se borne pas là, il apprend que quelques personnes ont eu des membres fracturés, et il trouve le moyen de leur persuader qu'elles ont eu tort de ne s'être pas adressées à lui qui n'aurait exigé que 5 ou 6 francs au lieu de 12 ou 15 qu'elles ont donnés à celui qui avait mérité léur confiance. Sans examiner ce que cette conduite offre de bas et avilissant, combien pourrait-on lui citer de personnes à Bourgoin et même dans son propre pays qui, au lieu de 5 francs, en auraient bien donné 20 et 40 pour ne s'être jamais adressées à lui en pareil cas. Mais je laisse de côté tant d'intrigues dégoûtantes et indignes d'un médecin, pour ne m'occuper que des accusations qui doivent être rejetées avec horreur sur le téméraire qui les a portées.

Quoi ! si un médecin est toujours la cause de la mort d'une personne qu'il ne guérit pas, n'est-on pas forcé de dire que chaque pas de l'accusateur est marqué par une nouvelle victime ? que d'ombres doivent donc déjà troubler son sommeil et s'attacher à ses pas. Il prétend qu'il aurait pu guérir le phthisique de la place de Bourgoin si on l'eut fait appeler 15 ou 20 jours plus tôt, et tous ceux qu'il a traité atteints de cette maladie sont morts ; dira-t-il qu'il n'a pas été appelé assez tôt chez les deux fils Bourreliers, de Bourgoin; l'un, n'a-t-il pas laissé en mourant un seul frère pour soutient à son père, et l'autre fils unique lui-même, n'a-t-il pas abandonné ses vieux parens et une jeune épouse plongée dans la désolation? qui les avait pourtant jamais traités que lui?

Il se vante au château de Saint-Marcel d'être le second accoucheur de l'hospice de la Charité de Lyon, et les trois seules personnes qu'il veut accoucher, à Saint-Marcel, à Monceau, aux Éparres, expirent dans ses bras.

Pendant qu'il disait avec amphase au lit de Mme B. de Bourgoin qu'il faudrait saigner M. G. tous les deux jours et lui tenir continuellement la glace sur la tête, que les antousiastes de la nouveauté criaient de toutes parts, que lui seul sauvait cette dame, Mme B. ne descendait-elle pas au tombeau, tandis qu'uni à mon honorable confrère, M. Bouvier, je ramenais sans bruit M. G. à la convalescence.

Comment pouvions-nous, en effet, nous servir de la glace dans un moment où tout gelait autour du malade, et à une température aussi basse qu'elle l'était au plus fort de l'hiver passé. (1830) D'un autre côté, quel grand succès en a-t-il obtenu lui-même chez Mme G. de St.-Aulas. Cette mère de cinq à six enfans n'expirait-elle pas sous sa glace, pendant qu'il avait l'audace de critiquer des hommes de l'art, dont le nom seul est un éloge, MM. Labonnardières qui la traitaient avant lui.

Que signifie encore ce souflet dont il s'arme pour soufler dans la bouche du malheureux B. de St.-Michel? Cette homme meurt-il asphixié? non certainement ; après avoir subi un large traitement mercuriel, pendant des froids rigoureux, il prend une maladie aiguë à laquelle il succombe au bout de quelques jours après avoir été saigné plusieurs fois par notre savant? Cette mort suite d'une maladie aiguë n'avait donc rien d'extraordinaire en elle-même ; mais on avait dit peu de temps avant, que cet homme allait bien ; il fallait donc étourdir le public par un charlatanisme déhonté. Que n'a-t-il aussi soufflé dans la bouche de tant d'autres personnes qui sont mortes en si peu de temps entre ses mains? tant de funérailles n'ont-elles pas démontré au public la profondeur de ses connaissances et la justification de ce qu'il disait un jour sur la route des Éparres : qu'il guérissait beaucoup de malades que tous les médecins des environs n'avaient pu guérir. Il avait raison dans un sens, ils sont guéris de tous maux, puisqu'ils sont dans la tombe.

Lui qui parle d'amputer les bras et les jambes, lorsqu'il y a plaie avec fracture, et qui après avoir assuré qu'il guérirait des fractures pour 5 à 6 fr. ; fait acheter à grands frais, des bandages à l'instar de l'hôpital qu'il a fréquenté, qu'il me suive à la ville et à la campagne, et il verra si armé de quelque mauvaise scie ou serpette rouillée, en fabriquant moi-même mes appareils de toutes pièces,

sans induire mes blessés dans d'aussi grandes dépenses, je ne compte pas plus de succès que lui?
Mais que dis-je? n'est-il pas l'opérateur par excel-
lence? n'est-il pas (comme le colportent dans
toutes les Communes environnantes, jusque dans
les cabarets, certains prôneurs) un homme dans
le cas *d'ôter les cervelles et les entrailles* d'une personne, et de les leur replacer sans inconvénient,
et mille autres absurdités dont jamais charlatan de
métier n'a osé se vanter?

Sans parler du malheureux jeune homme à qui
il a amputé un bras, à la suite d'un accident semblable à celui que j'ai cité dans une de mes observations, ne doit-on pas l'applaudir du grand miracle
qu'il a opéré et proclamé sur les opérations de
hernies?

D'abord je puis dire que depuis plus de quatre
ans que j'exerce la médecine dans ce pays, j'ai vu
bon nombre de hernies anciennes ou récentes, et
que quoique quelques-unes m'aient offert assez
de difficulté pour être réduites, je suis toujours
venu à bout de faire disparaître tous les accidens
sans avoir jamais eu besoin de recourir à l'opération ; il y a donc fallu que les étranglemens invincibles aient attendu son arrivée et se soient présentés tout exprès pour lui ; mais admettons cette
hypothèse et voyons comment il en a triomphé?

Je commence par un jeune homme des environs
de Jailleu, âgé à peu près de 26 à 27 ans, portant
une hernie contre laquelle notre grand opérateur

après avoir épuisé toutes ses ressources, ne voyait plus que l'opération à employer, lorsque la mère du jeune homme justement épouvantée fut chercher une garde-malade qui fit quelques applications à sa mode sur la tumeur, et, ô honte pour le grand opérateur! après quelques instants fit tranquillement rentrer la hernie!...

Il fallait pourtant justifier qu'on savait replacer les entrailles d'une personne, et bientôt Mme T. de Bourgoin fut soumise à cette grande épreuve. Je ne chercherai pas à savoir s'il y avait un vrai étranglement; je veux admettre que cette hernie fût irréductible, que l'opération fût parfaitement indiquée; au moins l'étranglement, vrai ou supposé, datait depuis peu de temps; aucun symptôme grave ne s'était encore montré, et par conséquent l'opération devait avoir toute chance de succès, puisque l'intestin fut trouvé parfaitement sain après l'ouverture du sac herniaire. Mais il en fut autrement; la plaie ne se referma qu'incomplettement, elle devint fistuleuse; la malade ne put plus rendre de matière fécale par l'anus, si ce n'est fort peu d'un liquide excrémenteux, au moyen de potions huileuses et purgatives. Les gargouillemens et les borborygmes étaient continuels. Bientôt un météorisme général du ventre vint se joindre à la masse d'excrémens qui s'était accumulée dans les intestins, puisque malgré les purgatifs il n'avait jamais pu s'en échapper que les parties les plus fluides dans les commencemens.

Les douleurs et les angoisses devinrent inexpri-
mables, et la malade fut apportée dans cet état à
l'hôpital de Bourgoin où je fus appelé dans la nuit.
Je la trouvai, la figure grippée, et annonçant par
ses cris les douleurs les plus atroces, elle demandait un instrument pour s'ouvrir le ventre elle-
même. Tout l'abdomen était tympanisé, mais la
région ombilicale offrait une saillie de la grosseur
et de la forme d'un petit melon. La malade rendait
avec peine quelques vents par la bouche et avait
un hoquet continuel. Comme toutes les potions
et tous les lavemens possibles avaient déjà été employés sans résultat, je cherchai à favoriser la sortie
des gaz qui augmentaient la tention du tube digestif, au moyen de quelques cuillerées d'une boisson
éthérée qui rendit pendant quelques instans un
léger calme à la souffrante ; mais comme on le
pense bien cette malheureuse expira le lendemain.

C'était un cas pathologique trop intéressant
pour que je ne cherchasse pas à faire l'ouverture
du cadavre, et le surlendemain vers les cinq heures
du matin je me transportai au dépôt des morts.
Là, je réfléchis que l'opérateur faisant circuler le
bruit que cette femme était en pleine convalescence, et que sa mort ne devait être attribuée
qu'aux mauvais traitemens de son mari, le minis-
tère public pourrait bien vouloir s'en assurer ; je
me contentai donc de faire une incision cruciale
aux parois de l'abdomen, pour examiner les parties
sans les déplacer. La première chose qui se pré-

senta à ma vue fut le côlon d'un volume plus que double, gangrené dans plusieurs points où il présentait des perforations considérables, et d'une couleur foncée dans le reste de son étendue. Il était rempli d'une masse homogène, ressemblant assez bien à du son de froment réduit en pâte et dont une partie s'était épanchée dans l'abdomen par les perforations. Les anses intestinales qui avaient formé la hernie, d'une couleur ardoisée, entrelacées les unes dans les autres, toutes adhérentes ensembles et formant par la perforation du point qui était en rapport avec la plaie extérieure, une espèce d'anus artificiel incomplet; car l'adhérence de ce point n'existant que par sa partie inférieure avec l'intérieur de la même plaie permettait aux matières fécales de s'échapper en partie dans l'abdomen.

L'explication de tous ces désordres me parut bien simple, il s'agissait d'une hernie qui ne rentrait jamais complettement, la portion intestinale qui ne rentrait pas avait donc pu contracter des adhérences par sa partie inférieure avec le sac près de son collet. N'est-il pas raisonnable de penser que l'opérateur sans égard pour cette circonstance, se contenta après l'ouverture du sac, de repousser simplement l'intestin au fond de la plaie, au lieu de le contourner avec le doigt jusqu'au dedans de l'anneau pour reconnaître les adhérences et les détruire. Il est donc arrivé que l'anse intestinale retenue par ses adhérences et repliée sur elle-même, s'est trouvée étranglée de nouveau par cette circonstance, et l'est devenue de plus en plus à mesure que le fond de la plaie a tendu à se boucher; de là, l'entretien de l'inflammation des intestins, de là la barrière insurmontable à l'évacuation des matières fécales, et par conséquent, leur accumulation dans le point qui formait la saillie considérable dont j'ai parlé plus haut. Il est donc bien évident d'après tous ces phénomènes, que cette femme était vouée à une mort certaine, et que l'opérateur qui n'avait jamais pu parvenir à rendre aux matières stercorales leur cours ordinaire, et ne pouvant compter sur un anus artificiel, au lieu de faire l'étonné de sa mort, devait au contraire être surpris de ce qu'elle avait résisté si long-temps. Pourquoi donc prétendre que cette femme était en pleine convalescence, et vouer son malheureux mari à l'exécration publique, en l'accusant d'être l'auteur de sa mort. Un homme de l'art qui a fait tout son possible pour sauver son malade, et qui est sûr que sa conscience n'a rien à lui reprocher, n'a pas besoin d'incriminer autrui, pour justifier ses actions. Pourquoi donc chercher ailleurs que dans la nature même du mal, la cause de la mort de cette femme? car l'opération de la hernie, ne devient-elle pas quelquefois mortelle, entre les mains les mieux exercées?

Je devais ces explications à l'innocence du mari, que des dames respectables repoussent encore de chez elles, comme une bête fauve, parce qu'elles n'ont entendu que la voix d'une injuste accusation, pour ne rien dire de plus.

Jeune présomptueux, qui accusiez vos confrères de tuer leurs malades, et les menaciez de ne leur passer aucune faute, voyez donc maintenant qui a besoin d'indulgence, ou de vos confrères ou de vous, et qui en tue le plus, puisque vous appelez tuer ses malades quand on ne les guérit pas. Je vous défie de me trouver vingt personnes grandes ou petites, de mortes depuis plus de quatre ans que j'exerce la médecine dans Bourgoin, et sans avoir jamais mendié la confiance de personne ni par moi-même, ni par des agens, j'en ai certainement bien traité chaque année autant que vous. Pourriez-vous fixer le nombre de vos malades morts à vingt, vous qui dans l'espace environ d'une année en avez déjà perdu près de trente sous nos yeux. D'un autre côté peut-on faire un pas dans la campagne, sans rencontrer des personnes en deuil; ne dirait-on pas que quelque grand fléau a ravagé nos contrées, et si quelqu'étranger demandait la cause d'une si grande mortalité, que pourrait-on lui répondre autre chose, si ce n'est que l'on ne connaît dans le pays d'extraordinaire, qu'un médecin qui s'était pourtant annoncé comme devant guérir tous les malades. Apercevez-vous maintenant combien en voulant aveugler le public vous vous êtes aveuglé vous-même, car vous n'êtes pas seulement la montagne en travail qui enfante d'une souris, mais me paraissez bien semblable au malheureux Icare qui fit une chute d'autant plus rapide qu'il avait voulu s'élever trop haut, parce que les rayons du soleil firent fondre ses aîles de cire, comme la raison publique éclairée par vos œuvres, fera justice de votre charlatanisme.

Mais j'ai horreur de me servir des armes que vous m'avez fournies vous-même, mon seul but n'est que de vous donner un petit avertissement, bien persuadé que cette dose vous suffira, et que n'étant pas habitué à gorger mes malades de remèdes, vous ne m'obligerez pas à suivre votre exemple pour vous-même. Ainsi je me bornerai à vous dire, pour vous consoler, (car si j'en juge par la peine que j'ai éprouvée dans le petit nombre de cas où je n'ai pu guérir mes malades, vous devez être bien malheureux, vous qui en avez tant perdu) vous, pas plus que qui que ce soit, n'avez fait un pacte avec la mort ; laissez donc à des personnes ignorantes l'injustice d'accuser les médecins, parce qu'elles ne savent pas comme eux, que souvent la nature prépare, depuis long-temps en silence dans le sein des organes, des causes de destruction, inaccessibles aux ressources de la médecine.

Quand donc tous les médecins connaîtront-ils la noblesse de leur art ? quand donc, en se portant mutuellement le respect qu'ils se doivent, commanderont-ils celui du public auquel ils devraient avoir tant de droits ?

Quelles tristes reflexions naissent dans l'esprit

de l'honnête homme à la vue de tant de faiblesses humaines! que d'améliorations sont encore à désirer dans notre état social! que le charlatanisme soit donc une fois la honte et l'ignominie de celui qui voudra l'employer, et l'art de guérir, auquel la vénération des peuples dressait des autels dans les premiers temps, sera rendu à sa première dignité, et recevra ainsi la récompense de tant de peines et de dégoûts éprouvés dans les hôpitaux, au milieu des douleurs de la vie, et dans les amphithéâtres, au milieu des horreurs de la mort.

J'arrive maintenant à quelques considérations sur les moyens curatifs que j'ai le plus employés dans ma pratique, et sur l'abus que l'on fait trop souvent de l'emploi de certains remèdes.

Si l'on a remarqué que les évacuations sanguines et les dérivatifs avaient été mes principaux agens de thérapeutique, on a dû remarquer aussi que j'avais eu à traiter en général des maladies aiguës; et s'il est quelque chose d'incontestable en phisiologie et en pathologie, c'est que toutes les fois qu'un point quelconque de l'économie animale est le siége d'une inflammation il devient un centre de fluxion, plus ou moins considérable, suivant la force du *stimulus* qui en est la cause. D'après ce principe, puisqu'un point enflammé est le siége d'une congestion sanguine, il est donc bien évident qu'en diminuant la masse du sang, la congestion doit diminuer, puisque le sang est ici comme une matière combustible, ou comme l'air qui va alimenter de son oxygène le foyer en combustion. Les deux faits suivants viendront encore à l'appui de cette manière de penser.

Dans le cours de mes études médicales, j'eus à disséquer, dans l'amphithéâtre de l'école pratique de Paris, le cadavre d'un homme mort d'une petite vérole confluente. Après deux jours de cette dissection, j'éprouvais un malaise général, et une chaleur âcre à la main droite qui s'augmenta prodigieusement en quelques heures, et fut accompagnée d'un gonflement énorme. Quoique je ne me fusse pas aperçu de m'être piqué pendant la dissection, je ne doutais pas qu'elle fût cause de cet accident, ce qui était bien loin de me rassurer, car on sait combien il périt d'élèves par une pareille cause; témoin encore ce jeune chirurgien qui faisait le service, tout récemment, aux salles militaires de l'Hôtel-Dieu de Lyon, et qui succomba à un semblable accident.

J'envoyai chercher soixante-cinq sangsues que je m'appliquai de suite sur le poignet. Cette application n'empêcha pas l'enflure d'être arrivée le lendemain jusqu'au coude; nouvelle application de quatre-vingt sangsues; au lieu d'amélioration, enflure jusqu'à l'épaule; alors troisième application de cent sangsues, qui ne fut pas plus efficace que les deux premières. Enfin, le cinquième jour, désespéré de voir que malgré les applications de près de trois cents sangsues l'inflammation suivait toujours sa marche, et occupait déjà l'épaule et le col de manière à en paralyser tous les mouvemens, je priai M. Bouillat, mon compatriote et mon ami, de me faire encore une saignée de bras, il mouvrit largement la veine, et après l'écoulement de près d'une livre et demie de sang, je tombai en syncope sur mon lit. Ce dernier coup porté à cette terrible inflammation, la fit disparaître entièrement en deux jours.

N'est-il pas évident que si je n'eusse pas poursuivi mon ennemi sans relâche, j'aurais inévitablement partagé le sort de tant de camarades, pleurés aujourd'hui par leurs parens.

Pendant ma convalescence, la principale locataire de l'hôtel que j'abitais, m'amena une demoiselle âgée d'environ vingt-sept à vingt-neuf ans, atteinte, depuis plusieurs années, d'un rhumatisme aigu, qui prenait son siége tantôt à l'épaule, tantôt à la hanche, et la tenait impotante des mois entiers; cette fois il s'était placé à la main, et y avait produit beaucoup de gonflement et une chaleur insupportable. Je lui prescrivis une application de quinze sangsues sur le dos de la main, et le lendemain le mal avait pris de l'acuïté. Elle consulta alors le médecin de sa famille qui en ordonna une application de dix-huit autres, et qui n'eut pas un meilleur résultat que la première. Le quatrième jour, elle revint chez moi et, enhardi par ce que j'avais éprouvé moi-même, je vins à bout de lui persuader qu'il fallait encore en appliquer vingt-cinq. Dans la crainte que ses parens s'y opposassent, elle me pria de les lui appliquer moi-même, ce que je fis, à l'aide de la même personne qui me l'avait amenée la première fois ; après leur chute je lui enveloppai simplement le bras dans une serviette, et l'engageai à aller se mettre dans son lit. Le sang coula avec abondance, et tout syptôme de maladie disparut comme par enchantement en quelques heures. J'ai eu occasion de voir eusuite cette personne pendant plus de trois ans sans qu'elle ait jamais eu aucun ressentiment de sa douleur rhumatismale, qui ne la laissait auparavant jamais plus de trois à quatre mois tranquille. Mais l'inflammation des organes parenchimateux ne cède pas toujours aux évacuations sanguines, même les plus abondantes ; souvent elle amène, malgré elles, une congestion sympatique vers le cerveau, qui réagit lui-même salutairement, ou d'une manière funeste sur toutes les autres fonctions de la vie, suivant que les siennes sont plus ou moins troublées. Quelle est donc alors l'indication qui se présente pour le médecin? Si, ne s'occupant que d'appaiser cette action nerveuse régulière ou désordonnée, il va combattre un symptôme que la nature nous fournit elle-même comme un signe des efforts qu'elle faits pour se débarrasser d'une force qui l'opprime, en employant avec profusion des substances dites calmantes, n'est-il pas à craindre que le système nerveux, enchaîné de plus en plus de cette manière, ne puisse plus fournir sa réaction salutaire, et que la cause destructive n'en soit que mieux favorisée dans sa marche?

Je demanderai donc quels succès j'aurais obtenus dans les différentes observations que j'ai citées, si je me fusse appliqué à faire prendre à mes malades en délire l'opium, le musc, le camphre, le castoreum, la laitue véreuse, la jusquiame, la belladone, et toutes les substances dites calmantes? Je sais bien qu'en ordonnant aujourd'hui une potion calmante, demain un loch calmant, après demain un julep calmant, et, enfin, en me faisant une règle de ne jamais voir mes malades sans remplir une grande feuille de papier du nom de différens extraits opiacés, ou autres médicamens, j'aurais aussi fait dire, comme d'autres, quand même mes malades seraient morts, que j'avais beaucoup de connaissances et que j'avais employé tous les remèdes possibles; mais ma conscience était là, et son témoignage valait bien une approbation vulgaire et aveugle, qui ne sait pas distinguer celui qui conserve la vie de son semblable en ménageant sa bourse, d'avec celui qui lui enlève ces deux choses à la fois.

Mais, puisque j'ai parlé des substances dites calmantes, je m'arrêterai un instant sur l'opium seulement; qu'elle est, en effet, son action sur le cerveau? Il l'assoupit, me dira-t-on? il l'assoupit, eh bien! soit; mais comment l'assoupit-il? n'est-ce pas en provoquant une congestion vers lui et même vers les poumons? et cette congestion, dans les cas dont il est ici question, fait-elle autre chose qu'enrayer ou troubler davantage les fonctions de l'encéphale? D'un autre côté combien de rigidités et de contractions musculaires désordonnées sont prises pour des tétanos, et qui ne sont pourtant que le résultat de l'emploi de ces médicamens? Il y a peu de jours qu'un de mes confrères me cita un trait de ce genre; il s'agissait d'un jeune homme qui avait une blessure dont il ressentait de fortes douleurs; le médecin qui le traitait pensa les calmer en ordonnant quelques pilules opiacées, mais tous les symptômes tétaniques se déclarèrent; on recourut encore à l'opium comme à l'encre de salut, mais les syptômes s'exaspèrent, l'opium fut cessé complètement, et la tétanos se dissipa bientôt. A quel moyen ai-je donc eu recours lorsque les évacuations sanguines n'avaient pas répondu à mon attente, ou que le temps de les employer était passé? le voici : partant du principe, *ubi stimulus, ibi, fluxus*, je faisais le raisonnement suivant : puisqu'une inflammation des tissus dont la peau est composée, et même leur suppuration, peuvent se transporter tout-à-coup sur un organe quelconque devenu le siége d'une irritation plus forte que celle de la peau ; témoins ces fréquentes métastases de foyers purulens externes sur des organes internes tels que les poumons, le cerveau, etc. , pourquoi une affection de ceux-ci, et même leur suppuration, ne pourrait-elle pas prendre la marche contraire? ou pour parler un langage plus phisiologique, puisqu'une plus forte phlegmasie développée sur un organe interne fait taire une phlegmasie moindre d'un organe externe, pourquoi une phlegmasie plus forte d'un organe moins essentiel à la vie ne dissiperait-elle pas une inflammation moindre d'un ou de plusieurs organes plus essentiels à la vie ? j'employais donc les dérivatifs de manière à amener sur le point où je voulais établir la dérivation, toutes la somme de maux qui pouvait exister ailleurs, comme on a pu le voir dans mon observation quatrième sur les maladies de l'abdomen. Il est certain que lorsque l'inflammation avait déjà opéré un désordre irréparable, cette médication n'obtenait rien, mais alors quand j'aurais surchargé la muqueuse de l'estomac de toutes les préparations pharmaceutiques, je n'eusse rien obtenu de plus ; mais heureusement que ce dernier cas s'est rarement rencontré, comme l'ont pu voir les habitans de Bourgoin, de Ruy, de Manceau, de Châteauvilain, des Eparres, de Four, d'Aillat, de Maubec, et surtout de Chaise-Neuve et Cracher où j'ai eu jusqu'à trois personnes atteintes en même temps de la même affection dans la même maison.

Je sais que l'on m'objectera que les exutoires excitent quelquefois sympatiquement l'intensité de la phlegmasie, surtout de celle des muqueuses ; mais je demanderai, après les évacuations sanguines, locales ou générales, si une phlegmasie qui aura troublé ou anéanti toutes les fonctions, craint une surexcitation sympatique, quel remède interne, dont on serait fort souvent embarrassé de mesurer le degré d'action, pourra avoir un heureux résultat ? d'un autre côté je dis que cette surexcitation n'a lieu que parce que, dans les cas dont il s'agit, les exutoires sont trop faibles pour balancer les maux qui existent ailleurs, et qu'alors l'exutoire devient un mal nouveau ajouté à ceux qui existent déjà, d'où je conclus que, dès le début des maladies inflammatoires, les évacuations sanguines doivent être employées avec persévérence, et que, lorsque ce moyen n'a pas répondu à notre attente, il faut recourir aux dérivatifs, largement et énergiquement. Mais, me dira-t-on, d'après ces principes, les saignées et les exutoires devraient guérir toutes les maladies? Je répondrai franchement et hardiment que ces moyens variés et gradués, suivant les circonstances, et réunis aux secours de l'hygiène, en guériront toujours un grand nombre de celles dont il est ici question; car, il est bien évident que je ne parle pas des maladies dont la cause, la nature et la marche, offrent un caractère spécifique, et qui présentent un champ vaste à l'emploi des préparations pharmaceutiques, qui sont toujours employées avec assez de profusion; je m'explique : il n'y a pas quinze jours que je fus voir une femme à Ruy, atteinte d'un catarrhe pulmonaire qui l'accable à chaque entrée d'hiver; eh bien ! cette femme me montra, dans une petite boîte ronde, une ordonnance qui lui prescrivait deux cuillerées de sirop de tortue, le matin à jeun, une cuillerée de sirop de l'Amouroulx toutes les deux heures, une cuillerée de sirop de mou de veaux dans chaque demi-verre de tisane, et à midi et le soir deux cuillerées d'un mélange de sirop de capillaire et de grande consoude ; j'avoue qu'il m'a été impossible de deviner l'indication particulière qui réclamait chacun de ces sirops pectoraux, qui m'ont tous paru pouvoir être employés indifféremment le matin ou le soir. Je sais bien, comme je l'ai déjà dit, qu'un médecin qui s'occupe plus de lui-même que de son malade, éblouira davantage le public par des ordonnances où seront rangés les noms d'une foule de substances médicales ; le pharmacien pourra même applaudir à cette méthode, cependant elle n'est favorable ni au médecin, ni au pharmacien, ni au malade ; car le malade qui aurait pu se guérir en suivant pendant quelques temps un traitement simple, ou succombe promptement sous le poids de ses maux et de tant de remèdes, ou est bientôt fatigué de tant de dépenses, et abandonne tout traitement, de cette manière le médecin n'a pas la satisfaction de conduire son malade à guérison, le pharmacien n'a fait qu'une vente ou deux, et le malade reste languissant.

Je termine par deux mots sur le sulfate de quinine.

Voyez ces personnes nerveuses et très-irritables ; qu'une irritation quelconque se déclare chez elles par quelqu'accès fébrile intermittent ; si vous recourez de suite au sulfate de quinine, qu'arrive-t-il ? vous changez bien la type fébrile, mais le malade reste dans une fièvre lente, et quelquefois

même au bout de quelques jours les accès en re-
paraissent avec plus de violence. Je pourrais citer
des personnes de ce genre qui après avoir pris
vingt-deux grains de sulfate de quinine en doses
rapprochées, ont été obligées de recourir pendant
plusieurs mois à l'usage du lait de chèvre, d'anesse,
etc. pour faire cesser cet état de chaleur intérieure
et d'anxiété dans lequel les avait jetées ce médicament.

J'espère bien qu'on ne voudra pas arguer de ce que
je dis, que je veux proscrire une découverte aussi
précieuse, mais toutes les fois que la muqueuse
de l'estomac est soupçonnée partager l'irritabilité
générale, je crois qu'il faut éviter son contact avec
le sel quinique, parce que j'ai cru remarquer,
qu'indépendamment de son action propre à changer le type fébrile, il en a une autre mécanique
qui n'est pas innocente. D'un autre côté, j'ai cru
remarquer aussi qu'employé à l'intérieur il est
souvent infidèle pour combattre les fièvres inter-
mittentes, les plus régulières, et où il était le
mieux indiqué, car les accès, revenant à plusieurs
reprises on était obligé d'avoir recours plusieurs
fois à ce remède et à différentes époques. La manière de l'employer qui m'a paru ne pas avoir les
mêmes inconvéniens, et réussir plus souvent, sans
avoir besoin d'y revenir, est celle déjà indiquée
par quelques praticiens, et consiste à en mettre
cinq ou six grains sur la plaie faite par un ou deux
vésicatoire.

Lorsqu'une personne atteinte d'une fièvre inter-mittente se présente à moi, je m'informe si les accès datent de long-temps, je m'assure si les organes digestifs présentent quelque point d'irritation, et dans ces deux cas, douze ou quinze sangsues à l'anus suffisent souvent pour emporter complètement l'irritation dont les accès fébriles n'étaient qu'un symptôme. Mais si cette application de sangsues ne suffit pas, si les accès de fièvre datent de long-temps, s'il faut absolument un moyen capable de changer l'habitude qu'a contractée le système nerveux de produire régulièrement à certaines époques les mêmes actes; je trouve complètement ce moyen, en faisant appliquer un vésicatoire à chaque bras ou à chaque jambe du malade, sur chacun desquels je fais mettre cinq ou six grains de sulfate de quinine après avoir enlevé l'ampoule qu'ils ont formée ; par ce moyen l'action du vésicatoire commence à modifier l'action nerveuse, et la quinine vient ensuite la rendre tout-à-fait à son type naturel. C'est ainsi que les nombreux succès que j'ai obtenus en pareil cas, sont encore venus justifier l'importance que j'ai donnée aux antiphlogistiques et aux dérivatifs dans le cours de ma pratique jusqu'à ce jour.

APPENDICE.

Comme parmi le grand nombre de fractures que j'ai eues à réduire, je n'en avais rencontré aucune du bras, jusqu'au moment où j'allais livrer mon Compte-rendu à l'impression, deux fractures du bras et une luxation de la tête de l'humérus se sont présentées à mon observation. L'une m'a été offerte par Mlle Morel du Faubourg, l'autre par M. Danou, charpentier, rue du Tribunal, et la luxation par M. Vial, taillandier, à Bourgoin. Comme il serait trop long d'entrer dans les détails du traitement, je me contenterai de dire que tous se servent de leurs membres comme s'ils n'eussent jamais éprouvé d'accident.

HYDROPÉRICARDE ET ASCITE.

M. Jean Gaudefroy, d'Argenta, ferblantier, avait éprouvé il y avait quatre ans de vives douleurs vers la région du cœur qui avaient cédé aux évacuations sanguines, lorque les mêmes douleurs reparurent, et le forcèrent à entrer à l'hôpital de Bourgoin. Lorsque je le vis la figure était violette, les jambes, les cuisses et même les poignets étaient très-édématiés; les battemens du cœur tumultueux et frémissans, se faisaient sentir principalement presque au sommet du sternum; la région du cœur tuméfiée elle-même formait une saillie visible à l'œil du malade; la respiration des plus douloureuse, et presque impossible. Le souffrant ne pouvait rester un instant au lit sans se voir menacé de suffocation; les urines étaient rares. Le malade avait été saigné dès son entrée à l'hôpital, et depuis plus d'un mois faisait usage des diverses préparations de digitale. Lorsque je le vis pour la première fois, et dans la position que je viens de décrire, consultant l'état apoplectique de cet homme, je crus devoir revenir par où avait commencé mon honorable confrère, en faisant des saignées abondantes malgré l'état d'empâtement des extrémités et d'une partie du tronc. Je lui fis donc appliquer, le premier jour, quinze sangsues à l'anus, et prescrivis la teinture de digitale en friction; tisane de racine de cerfeuil, chiendent, etc.; le deuxième jour amélioration presque insensible; le troisième, même état de suffocation : saignée de bras de dix-huit onces au moins; le quatrième, point de changement : continuation de la tisane unie à l'oxymel; mieux très-apparent le cinquième; le sixième, nouvelle angoisse; le septième, application de sept à huit sangsues au-dessous du sein gauche et vésicatoire camphré, de toute largeur, sur les piqûres; le huitième, écoulement abondant de sérosité par le vésicatoire : oxymel pur uni à partie égale de sirop capillaire, pris par cuillerée toutes les deux heures, grande amélioration; le neuvième, amélioration plus notable, les urines sont plus abondantes; continuation du mieux jusqu'au douzième jour, l'édême des extrémités a bien diminué; le treizième le vésicatoire ne donne plus; la respiration devient plus difficile : nouveau vésicatoire à côté de la place du premier, nouvelle abondance de liquide, et nouvelle amélioration; continuation des frictions de teinture de digitale et d'oxymel à l'intérieur, les urines coulent abondamment, l'enflure abandonne chaque jour son siège, le malade mange plusieurs soupes par jour; au vingtième jour nouveau vésicatoire à la partie postérieure de la région du cœur, plus de douleur, plus d'enflure, et respiration aussi facile que jamais; le malade reste encore quelques jours à l'hôpital, et en sort enfin parfaitement rétabli. Je l'ai vu quelque temps après, et il m'a assuré qu'il se livrait à son travail sans éprouver aucun ressentiment de sa maladie.

HYDROPISIE DU VENTRE. ASCITE.

Jean-Baptiste Gros, de Sarmérieux, faisant partie de l'armée qui a fait la conquête d'Alger, fut, comme un grand nombre de ses camarades, attaqué par la dissenterie à la suite des chaleurs et des boissons d'eau croupie et contenant un grande quantité de petites sangsues. Ce jeune homme demeura deux mois dans un hospice d'Alger, où il devint hydropique. N'ayant pas voulu se laisser faire la ponction, il eut son congé définitif, et fut embarqué pour la France. Arrivé à Marseille il entra dans un hôpital où il fut soigné quelque temps, mais à mesure qu'il arrivait de nouveaux malades on faisait évacuer les anciens, et Gros est arrivé ainsi, d'hôpital en hôpital, à celui de Bourgoin, le 12 avril 1831, neuvième mois depuis l'invasion de sa maladie : figure pâle et bouffie, parois de l'abdomen extraordinairement distendues, luisantes et marbrées, douleur continuelle dans le trajet du colon, cuisses et jambes entièrement infiltrées, la langue était sèche, rugueuse, respiration très-gênée, peu d'urine, et diarrhée. Pouvais-je employer les purgatifs actifs, dans l'état où se trouvaient les intestins; d'un autre côté les diurétiques avaient-ils produit quelqu'effet, depuis huit mois qu'on les employait sous toutes les formes? Fallait-il en venir à la paracentèse ; mais ce n'était qu'un palliatif duquel le malade n'avait jamais voulu entendre parler. J'étais donc réduit à ne pouvoir donner que quelques légers soulagemens à un homme atteint d'une maladie toujours si dangereuse, et si souvent mortelle, surtout lorsqu'elle est devenue chronique ; qu'espérer donc dans cette circonstance où une si grande quantité de liquide s'épanchant depuis 9 mois dans la cavité abdominale, avait amené une si grande distention de ses parois, et une infiltration si générale des extrémités inférieures. Je combattis très-efficacement la diarrhée, par quelques cuillerées d'un opiat légèrement astringent et opiacé, un vésicatoire fut appliqué à la partie interne de chaque cuisse, et les frictions avec la teinture de digitale furent employées sur toute l'étendue de l'abdomen ; mais cette médication suivie pendant une huitaine de jours n'empêcha pas le malaise de s'augmenter. Alors je crus n'avoir plus d'autres ressources que de porter un fort aiguillon sur les absorbans, et pour cet effet, je fis remettre au malade un pot contenant près de six onces de pommade mercurielle double, avec laquelle je lui ordonnai de s'amuser à se frictionner près d'un quart d'heure matin et soir, sur toute l'étendue de l'abdomen. L'effet de ce remède ne se fit pas long-temps attendre, car à peine après trois jours d'usage, l'amélioration fut très-sensible ; sa tisane était faite avec la pariétaire et le persil, la racine de cerfeuil et le gramen, le tout légèrement nitré. Je fis ajouter de deux heures en deux heures quelques cuillerées d'oxymel uni, comme chez le malade précédent, au sirop de capillaire. Les urines devinrent plus abondantes, mais l'enflure diminua sensiblement à mesure que les frictions devenaient plus nombreuses, et le pot de pommade ne fut pas terminé que toute enflure avait disparu. Toutes les fonctions reprirent leur cours naturel ; langue humide, respiration facile, déjections alvines régulières, ventre souple et indolore ; enfin appétit et digestion très-facile. Le malade est sorti depuis près de trois mois de l'hôpital, et travaille depuis cette époque, comme ouvrier tisserand à Saint-Michel, où je l'ai vu depuis jouissant de la meilleure santé. Cependant je crois que de tous les états le sien est un des plus dangereux pour lui ramener sa maladie, car comme je l'ai dit autre part, les tisserands, travaillant dans des lieux bas et mal aérés, ayant le plus souvent les jambes nues, sont par ces causes singulièrement disposés aux engorgemens moux des viscères et aux hydropisies. Ces ouvriers sont en effet en général, pâles, décolorés, et présentent des chairs flasques et molles. La position verticale n'est pas non plus sans inconvénient pour eux, car les liquides malgré les forces vitales, obéissant presque toujours un peu aux lois de la pesanteur, ne circulent pas assez rapidement de bas en haut et deviennent la cause de l'édème, des varices et des ulcères des extrémités inférieures.

FIN.

www.ingramcontent.com/pod-product-compliance
Ingram Content Group UK Ltd.
Pitfield, Milton Keynes, MK11 3LW, UK
UKHW022306070726
13614UKWH00002B/579